Aditya Shinde
Omkar Chavhan
Vardhan Chougule

"ESPUTO HUMANO"

Aditya Shinde
Omkar Chavhan
Vardhan Chougule

"ESPUTO HUMANO"

ScienciaScripts

Imprint

Any brand names and product names mentioned in this book are subject to trademark, brand or patent protection and are trademarks or registered trademarks of their respective holders. The use of brand names, product names, common names, trade names, product descriptions etc. even without a particular marking in this work is in no way to be construed to mean that such names may be regarded as unrestricted in respect of trademark and brand protection legislation and could thus be used by anyone.

Cover image: www.ingimage.com

This book is a translation from the original published under ISBN 978-620-8-06564-5.

Publisher:
Sciencia Scripts
is a trademark of
Dodo Books Indian Ocean Ltd. and OmniScriptum S.R.L publishing group

120 High Road, East Finchley, London, N2 9ED, United Kingdom
Str. Armeneasca 28/1, office 1, Chisinau MD-2012, Republic of Moldova, Europe
Printed at: see last page
ISBN: 978-620-8-14342-8

ESPUTO HUMANO

ÍNDICE

INTRODUÇÃO

A ciência revelou que a saliva humana é muito mais do que água[1] . É frequentemente conhecida como a "corrente sanguínea do dente". Negligenciada pelos dentistas e ignorada pelos médicos, é o menos conhecido e menos apreciado de todos os fluidos corporais. No entanto, este fluido desempenha um papel vital na manutenção da integridade dos tecidos orais, na seleção e preparação dos alimentos para a digestão e na nossa capacidade de comunicar uns com os outros[2] .

Definição - A saliva é um fluido viscoso, límpido, insípido e inodoro, ligeiramente ácido (pH 6,8), constituído pelas secreções das glândulas salivares parótidas, sublinguais e submandibulares e das glândulas mucosas da cavidade oral. A sua função é manter a mucosa da boca húmida, lubrificar os alimentos durante a mastigação e, em certa medida, converter o amido em maltose, sendo esta última ação efectuada por uma enzima diastásica, a ptialina[3] .

O fluido salivar é uma secreção exócrina constituída por cerca de 99% de água, contendo uma variedade de electrólitos (sódio, potássio, cálcio, cloreto, magnésio, bicarbonato, fosfato) e proteínas, representadas por enzimas, imunoglobulinas e outros factores antimicrobianos, glicoproteínas da mucosa, vestígios de albumina e alguns polipéptidos e oligopeptídeos importantes para a saúde oral. Há também glicose e produtos azotados, como a ureia e o amoníaco. Os componentes interagem e são responsáveis pelas diversas funções atribuídas à saliva[4] .

A saliva é também conhecida como "o espelho do corpo", uma vez que é o indicador da saúde não só na cavidade oral, mas também em todo o corpo. É constituída por moléculas terapêuticas, hormonais, imunológicas e toxicológicas, que podem fornecer pistas vitais para a saúde sistémica[5] .

A saliva é o produto de múltiplas glândulas salivares que se encontram por baixo da mucosa oral. Todos os dias, as glândulas salivares humanas produzem quase 600 ml de saliva serosa e mucinosa[6] . Quando a saliva passa pelos ductos e entra na cavidade oral, mistura-se com células sanguíneas, microrganismos e respectivos produtos, células epiteliais orais e produtos celulares, resíduos alimentares e secreções das vias respiratórias superiores[7] .

EMBRIOLOGIA DAS GLÂNDULAS SALIVARES

As glândulas salivares maiores desenvolvem-se a partir das 6 -8^{thth} semanas de gestação, como afloramentos do ectoderma oral no mesênquima circundante. A glândula parótida desenvolve-se primeiro, crescendo em direção posterior à medida que o nervo facial avança anteriormente; eventualmente, a parótida completamente desenvolvida rodeia o NC VII. No entanto, a glândula parótida é a última a encapsular-se, após o desenvolvimento dos linfáticos, o que resulta na sua anatomia única, com o aprisionamento dos linfáticos no parênquima da glândula. Além disso, as células epiteliais salivares estão frequentemente incluídas nestes gânglios linfáticos. A glândula salivar desenvolve-se como protuberâncias do epitélio bucal. Os crescimentos são inicialmente sólidos e mais tarde canalizados. Eles se ramificam repetidamente para formar o sistema de ductos. As partes terminais do sistema de ductos desenvolvem-se em ácinos secretores. Como as glândulas salivares se desenvolvem perto da área de junção entre o ectoderma do estomodeu e o endoderma do intestino anterior, é difícil determinar se elas são de origem ectodérmica ou endodérmica. O crescimento da glândula parótida surge em relação à linha ao longo da qual os processos maxilar e mandibular se fundem para formar a bochecha. A glândula parótida pode ser identificada em embriões humanos no estágio 15 como um sulco alongado que corre dorsalmente a partir do ângulo da boca entre as proeminências maxilar e mandibular. O sulco, que se transforma em tubo, perde a sua ligação com o epitélio da boca, exceto na sua extremidade ventral, e cresce dorsalmente para a substância da bochecha. O tubo persiste como o ducto parotídeo e a sua extremidade cega prolifera no mesênquima local para formar a glândula. Mais tarde, o ducto abre-se no interior da bochecha, a alguma distância do ângulo da boca. No recém-nascido, a glândula parótida é arredondada e situa-se entre o masséter e a orelha. Durante a primeira infância, a glândula em crescimento cobre o ducto parotídeo. A glândula submandibular é identificável em embriões humanos de 13 mm como um crescimento epitelial no mesênquima a partir do assoalho do sulco linguogengival. Aumenta rapidamente de tamanho e dá origem a muitos processos ramificados que mais tarde requerem lumina. No início, a ligação do crescimento submandibular com o pavimento da boca situa-se ao lado da língua, mas os bordos do sulco em que se abre juntam-se, de trás para a frente, e formam a parte tubular do ducto submandibular. Como resultado, o orifício do ducto é deslocado para a frente até ficar abaixo da ponta da língua, perto do plano mediano. A glândula sublingual surge em embriões de 20 mm como um número de pequenos espessamentos epiteliais no sulco linguogengival e no lado lateral do sulco; o sulco fecha-se mais tarde para formar o ducto submandibular. Cada espessamento canaliza-se separadamente no cume da prega sublingual, enquanto outros se juntam ao ducto submandibular. A topografia da glândula submandibular e da glândula sublingual é a mesma que no adulto.

As glândulas salivares menores surgem do ectoderma oral e do endoderma nasofaríngeo. Desenvolvem-se depois das glândulas salivares maiores.

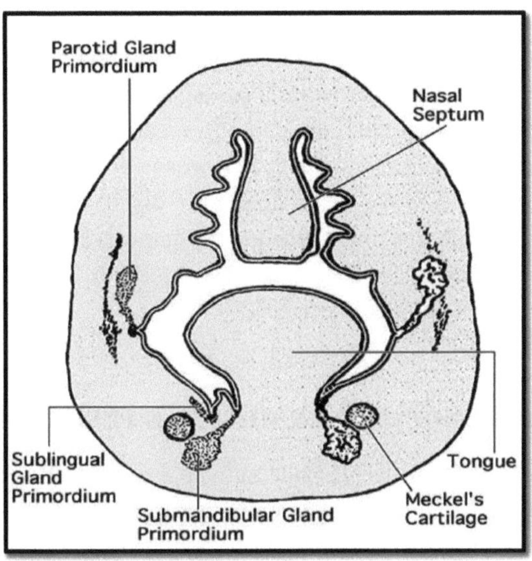

Fig 1: A origem da glândula parótida, da glândula submandibular e da glândula sublingual a partir do revestimento epitelial do estomodeu primitivo é ilustrada no desenho esquemático da cavidade oral de um embrião com 9 semanas de idade

ESTRUTURA DAS GLÂNDULAS SALIVARES

As glândulas salivares são um grupo de glândulas exócrinas compostas que segregam saliva. Os elementos parenquimatosos são derivados do epitélio oral e consistem em unidades secretoras terminais que conduzem a ductos que acabam por se abrir na cavidade oral. O tecido conjuntivo forma uma cápsula à volta da glândula e estende-se para o seu interior, dividindo grupos de unidades secretoras e ductos em lóbulos e lóbulos. Os vasos sanguíneos e linfáticos e os nervos que irrigam a glândula estão contidos no tecido conjuntivo. As glândulas salivares são glândulas compostas, uma vez que têm mais do que um túbulo que entra no ducto principal. Um ducto é uma passagem que permite o esvaziamento das secreções glandulares diretamente para um local anatómico onde a secreção será utilizada. As glândulas salivares têm numerosos ductos associados, pelo que são designadas por glândulas exócrinas. A disposição arquitetónica das glândulas salivares é tubuloacinar, em que os ácinos são unidades secretoras. Estas unidades tubuloacinares são merócrinas, uma vez que libertam apenas a secreção das células das unidades secretoras.

ESTRUTURA DAS UNIDADES SECRETORAS TERMINAIS

A unidade funcional básica da glândula salivar é a unidade secretora terminal denominada ácinos. A unidade secretora terminal, independentemente do tamanho e da localização, é constituída por células epiteliais secretoras, nomeadamente células serosas e mucosas. As células serosas e mucosas, juntamente com as células mioepiteliais, estão dispostas num ácino ou ácinos (múltiplos) com uma forma aproximadamente esférica ou tubular e um lúmen central. As células dos ácinos assentam sobre a membrana basal. Estão dispostas numa única camada. Os espaços intercelulares das extremidades apicais da célula são separados do lúmen por complexos juncionais que são apertados (zonula occludens), junção intermédia (zonula adherens) e um ou mais desmossomas (maculae adherens). Os complexos juncionais mantêm as células juntas num ácino e regulam a permeabilidade. O lúmen central de cada ácino pode ter uma morfologia em forma de estrela devido à extensão do lúmen entre as células, denominada canalículos intercelulares. O lúmen central dos ácinos continua através de uma fina série de tubos que se fundem constantemente uns com os outros e aumentam de tamanho, acabando por se fundir no ducto excretor principal. Os tubos constituem o sistema ductal. Os ácinos mucosos têm um lúmen maior do que os ácinos serosos (peça terminal).

A unidade terminal secretora nos ácinos serosos é geralmente constituída por 8-12 serosas que rodeiam um lúmen central. A extremidade secretora das células mucosas tem uma configuração tubular. As células mucosas estão unidas umas às outras por uma variedade de junções intracelulares mas, ao contrário dos ácinos serosos, não apresentam canalículos intercelulares. Diz-se que os canalículos intercelulares estão presentes apenas nos ácinos com demilunes. Por vezes, os ácinos mucosos têm uma cobertura em forma de capô ou de crescente, constituída por células serosas. Estes são denominados demilunes.

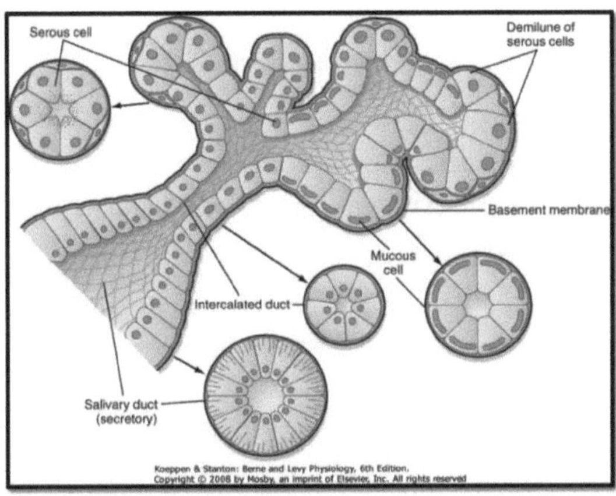

Fig. 2. Estrutura das glândulas salivares

CÉLULAS SÉRIAS

As células secretoras serosas são piramidais com uma base larga na membrana basal, o ápice está virado para o lúmen. As células serosas têm um núcleo esférico situado na região basal. O citoplasma apical destas células apresenta uma acumulação de grânulos de secretina. Os grânulos secretores têm 1 mm de diâmetro com uma membrana limitadora distinta. Os grânulos são grânulos de zimogénio e são formados por proteínas glicoladas que são libertadas para um vacúolo. As células serosas apresentam atividade de fosfatases ácidas, esterases, glucuronidase, glucosidase e galactosida. A caraterística estrutural da célula serosa é típica de uma célula secretora de proteínas. Uma célula serosa típica gasta a maior parte da sua capacidade de síntese na produção da proteína secretora.

CÉLULAS DE MUCOUS

A célula mucosa, tal como a célula serosa, é especializada na síntese, armazenamento e secreção de um produto secretor. No entanto, a sua estrutura difere da da célula serosa. Em preparações histológicas de rotina, o ápice da célula aparece vazio, exceto por finos filamentos de citoplasma que formam uma rede trabecular. O núcleo e uma fina borda de citoplasma são comprimidos contra a base da célula.

A célula mucosa apresenta uma acumulação de grandes quantidades de produto de secreção no citoplasma apical. O produto de secreção empurra o núcleo e o retículo endoplasmático contra a membrana celular basal.

A secreção mucosa difere da secreção serosa em 2 aspectos importantes:

1. Têm pouca ou nenhuma atividade enzimática e provavelmente servem principalmente para lubrificação e proteção dos tecidos orais.
2. A relação entre hidratos de carbono e proteínas é maior e estão presentes maiores quantidades de ácido siálico e, ocasionalmente, de açúcares sulfatados.

As diferenças no conteúdo de hidratos de carbono de uma célula mucosa e de uma célula serosa podem ser demonstradas por técnicas de coloração histoquímica.

Na maioria das vezes, a secreção mucosa de uma célula não aparece corada numa secção histológica de rotina. No entanto, quando se utilizam corantes especiais como o ácido periódico de Schiff ou o azul de alcian, a coloração é forte.

CÉLULAS MIOEPITELIAIS-

As células mioepiteliais estão intimamente relacionadas com as células secretoras e as células dos ductos intercalares. São estreladas ou em forma de aranha, com um núcleo achatado, citoplasma perinuclear escasso e longos processos ramificados que envolvem as células secretoras e as células dos ductos. No caso dos ductos intercalados, as células mioepiteliais têm uma forma mais fusiforme e são alongadas com poucos processos curtos. Os processos nos ácinos encontram-se nas "calhas", pelo que o contorno dos ácinos parece suave, mas no ducto intercalado os processos correm longitudinalmente na superfície, criando uma protuberância. O seu aspecto faz lembrar um cesto a abrigar a unidade secretora, daí o termo "célula em cesto". O papel funcional preciso das células ME na secreção salivar não é muito claro, no entanto os seguintes detalhes estruturais indicam claramente a sua função contrátil.

1. A estrutura das células ME é semelhante à dos músculos lisos.
2. Estudos de imunofluorescência indicam a presença de miosina, actina e proteínas relacionadas.
3. Após estimulação adequada, a medição da pressão ductal indica um processo contrátil.

As funções relacionadas com as células ME indicam claramente que as células ME podem ativamente:

1. Acelerar o fluxo inicial de saliva dos ácinos.
2. Reduzem o volume luminal. Nos ductos intercalares pode encurtar ou alargar os ductos, ajudando a manter a sua permeabilidade.
3. Contribuem para a pressão secretora nos ácinos ou nos ductos.
4. Apoiar o parênquima subjacente e reduzir a permeação posterior de fluidos.
5. Ajudam o fluxo salivar a superar o aumento da resistência periférica dos ductos.

DUCTS-

O sistema ductal das glândulas salivares consiste em tubos ocos ligados inicialmente ao ácino e depois a outros ductos, à medida que estes crescem progressivamente da parte interna para a parte externa da glândula. Cada tipo de ducto é revestido por um tipo diferente de epitélio, consoante a sua localização na glândula. Em comparação, cada glândula salivar principal apresenta diferenças no comprimento ou nos tipos de ductos presentes. O sistema ductal não é apenas uma conduta ou conduta para a passagem da saliva; também participa ativamente na produção e modificação da saliva.

Numa glândula salivar, os ductos mais pequenos são os ductos intercalares que ligam as unidades secretoras terminais ao ducto maior seguinte, os ductos estriados. No tecido interlobárico, os ductos continuam a juntar-se uns aos outros, aumentando de tamanho até se formar o ducto excretor principal.

As glândulas salivares têm um número variável de lóbulos, consoante o seu tamanho, e cada lóbulo está rodeado por tecido conjuntivo. Por vezes, o sistema ductal também é designado de acordo com a sua localização. Alguns encontram-se dentro do lóbulo, o que significa ductos intralobulares, e outros são ductos interlobulares, que se encontram no tecido conjuntivo dentro dos lóbulos da glândula.

Existem dois tipos de ductos intralobulares - os ductos intercalares e os ductos estriados. Os ductos excretores são interlobulares.

Condutas intercaladas :

Os ductos intercalares são revestidos por uma única camada de células cubóides com citoplasma de aparência relativamente vazia, que não actuam como um simples conduto, mas modificam a saliva através de processos de secreção e reabsorção. Os ductos intercalados contribuem com componentes macromoleculares como lisozimas, lactoferina e alguns componentes desconhecidos para a saliva. Estes são armazenados nos grânulos secretores das células. Acredita-se que o ducto intercalar também alberga células indiferenciadas que podem sofrer diferenciação para substituir células danificadas ou moribundas na peça final ou nos ductos estriados.

Condutas estriadas:

Os ductos estriados recebem saliva dos ductos intercalados. Eles formam a maior porção do sistema de ductos, constituindo o componente intralobular do sistema de ductos. Os ductos estriados são revestidos por uma camada de células epiteliais colunares altas com núcleos grandes, esféricos e colocados centralmente. O citoplasma é abundante e eosinofílico e apresenta estrias proeminentes nas extremidades basais das células, perpendiculares à superfície basal. Os ductos estriados são o local de reabsorção de electrólitos, especialmente de sódio e cloreto, e de secreção de potássio e bicarbonato. Esta reabsorção é efectuada contra um gradiente de concentração, pelo que requer uma quantidade substancial de energia. O conteúdo luminal é convertido de um fluido isotónico ou ligeiramente hipertónico num fluido hipotónico. Os ductos estriados também modificam o conteúdo orgânico da saliva primária. As células dos ductos sintetizam e segregam glicoproteínas como a calicreína e o fator de crescimento epidérmico. Essencialmente toda a água entra na saliva ao nível das unidades secretoras terminais; os ductos estriados e excretores parecem ser relativamente impermeáveis à água. A reabsorção ductal de Na^+ & Cl^- excede a secreção de K^+ & HCO_3^- , deixando um fluido luminal hipotónico. Uma vez que não ocorre transporte ativo de água, os ductos não podem segregar água contra o gradiente osmótico para produzir a saliva hipotónica final.

Ductos excretores:

Os ductos estriados juntam-se uns aos outros para formar ductos intralobulares maiores. Estes ductos aumentam gradualmente de tamanho e são rodeados por camadas crescentes de tecido conjuntivo. Progressivamente ao longo do trajeto, o ducto torna-se não estriado e grande, para se tornar o ducto interlobular excretor.

À medida que o ducto excretor se alarga, contém duas camadas: a mucosa e a adventícia do tecido conjuntivo externo. O epitélio da mucosa do ducto é constituído por células epiteliais colunares pseudo-estratificadas. Nos ductos maiores, podem observar-se ocasionalmente células caliciformes e células ciliadas. O epitélio ductal sofre lentamente uma transição para epitélio estratificado, cuboidal e finalmente para epitélio escamoso estratificado quando se funde com o epitélio da cavidade oral. Quando estratificado, o epitélio do ducto contém queratina, os tipos de filamentos intermédios são típicos do epitélio estratificado da cavidade oral. O tecido conjuntivo na superfície externa tem colagénio e fibras elásticas que permitem o alongamento passivo do ducto para permitir e acomodar volumes variáveis de saliva.

São observadas células em tufo ou em escova com microvilosidades longas e rígidas e vesículas apicais. Pensa-se que são células receptoras, uma vez que apresentam terminações nervosas adjacentes à porção basal da célula. Por vezes, observam-se células com citoplasma pálido e cromatina nuclear densa na base do epitélio do ducto. Parecem ser linfócitos e macrófagos.

ELEMENTOS DO TECIDO CONJUNTIVO-

As células encontradas no tecido conjuntivo das glândulas salivares incluem fibroblastos, macrófagos, mastócitos, leucócitos ocasionais, células adiposas e células plasmáticas. As células, juntamente com o colagénio e as fibras reticulares, estão embebidas numa substância fundamental composta por proteoglicanos e glicoproteínas. Os plasmócitos produzem imunoglobulinas que são segregadas na saliva por transcitose. A principal imunoglobulina na saliva é a IgA. Também são segregadas na saliva pequenas quantidades de IgG e IgM.

CLASSIFICAÇÃO DAS GLÂNDULAS SALIVARES

As glândulas salivares têm sido classificadas de várias formas, sendo os agrupamentos mais utilizados baseados em:

1. TAMANHO:

a) Glândulas salivares principais

- Parótida

- Submandibular

- Sublingual

b) Glândulas salivares menores

- Labial

- Bucal

- Palatino

- Glossopalatina

- Glândula de Blandin & Nuhn

- Glândula de Von Ebner

- Glândula Incisiva

2. LOCALIZAÇÃO:

Labial, Lingual, etc.

3. NATUREZA HISTOQUÍMICA DO PRODUTO DE SECREÇÃO:

a) Glândula salivar serosa - Parótida

b) Glândula Salivar Mucosa - Glândulas salivares menores do palato mole

c) Glândula Salivar Mista - Submandibular (serosa) e Sublingual (mucosa)[10]

ANATOMIA DAS GLÂNDULAS SALIVARES

As glândulas parótidas, submandibulares e sublinguais emparelhadas são referidas como glândulas salivares major; cada uma é anatómica, histológica e funcionalmente única. As glândulas salivares minor são agrupamentos submucosos de tecido salivar presentes na cavidade oral, seios paranasais, faringe e trato respiratório superior.

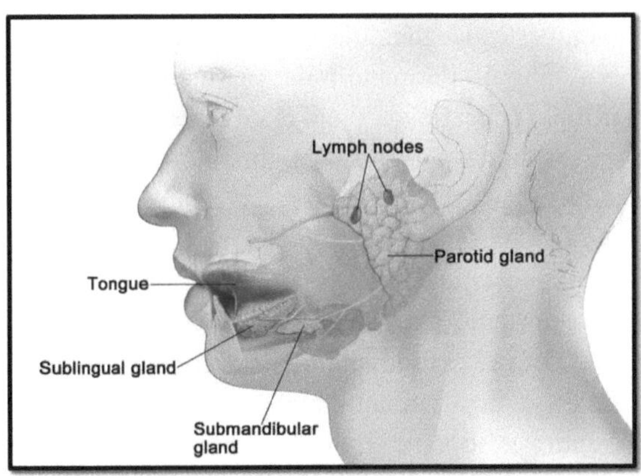

GLÂNDULAS SALIVARES PRINCIPAIS

GLÂNDULA PARÓTIDA

A glândula parótida é a maior das glândulas salivares. A glândula assemelha-se a uma pirâmide com o vértice virado para baixo. Pesa cerca de 15gms. Está situada abaixo do meato acústico externo, entre o ramo da mandíbula e o músculo esternomastóideo, e a glândula sobrepõe-se a estas estruturas. Anteriormente, a glândula também se sobrepõe ao músculo masseter. Uma parte desta extensão anterior é frequentemente destacada e é conhecida como glândula parótida acessória, que se situa entre o zigomático e o ducto parotídeo.

CÁPSULA PAROTÍDEA

A cápsula parotídea é derivada da camada superficial da fáscia cervical profunda. A lâmina superficial, espessa e aderente à glândula, está ligada acima ao processo zigomático. A lâmina profunda é fina e está ligada ao processo estiloide, à mandíbula e à placa timpânica. Uma porção da lâmina profunda, que se estende entre o processo estiloide e a mandíbula, é espessada para formar o ligamento estilomandibular que separa a glândula parótida da glândula salivar submandibular.

RELAÇÕES DA CÁPSULA PAROTÍDEA

A porção superficial palpável da glândula encontra-se sob a pele e sobre o ramo mandibular. A maior parte da glândula é superficial ao músculo masseter, ao ramo ascendente e ao ângulo da mandíbula; raramente se estende cranialmente ao zigoma. A parótida superficial situa-se abaixo e anteriormente ao canal auditivo externo e à ponta da mastoide, geralmente estendendo-se caudalmente até aproximadamente o nível do ângulo da mandíbula. O restante aspeto profundo da glândula parótida estende-se medialmente através do túnel estilomandibular e está presente entre o bordo posterior do ramo mandibular e os bordos anteriores do músculo esternocleidomastóideo e o ventre posterior do músculo digástrico. O túnel estilomandibular é formado pela base do crânio, pela parte posterior do ramo da mandíbula, pelo ligamento estilomandibular e pelo processo estiloide. A porção retromandibular ou profunda da glândula parótida é anterior ao processo estiloide (e sua musculatura) e à bainha carotídea, o que coloca a porção profunda da glândula parótida dentro do compartimento pré-estiloide do espaço parafaríngeo. Existem várias lobulações (projecções para o exterior) ou reentrâncias (reentrâncias) da glândula parótida relacionadas com a:

1. meato auditivo externo,

2. o processo mastoide,

3. a borda anterior do músculo esternocleidomastóideo,

4. borda anterior do ventre posterior do músculo digástrico e da apófise estiloide e dos músculos estilóides

Estas lobulações ou reentrâncias variam em tamanho ou podem não existir.

HISTOLOGIA

A organização ductal da parótida tem um padrão de ramificação arborizante ou semelhante a uma árvore. À medida que se segue proximalmente do ducto parotídeo principal (ducto de Stensen) em direção aos ácinos terminais, os ductos tornam-se progressivamente mais pequenos, com ramificações mais numerosas. Histologicamente, os ductos excretores principais podem ser vistos a conduzir a ductos estriados (epitélio colunar oncocítico), a ductos intercalados (epitélio cuboidal rodeado por células mioepiteliais) e a ácinos terminais. No adulto, os ácinos da parótida são puramente serosos; só no período neonatal é que se encontram algumas células mucosas. O parênquima parotídeo possui abundante tecido adiposo, com uma proporção de tecido adiposo para tecido glandular de 1:1. Os ductos intercalares da parótida são longos e finos quando comparados com os da glândula submandibular. Estas variações na morfologia dos ductos intercalares podem estar relacionadas com os tipos de secreções em cada uma destas glândulas.

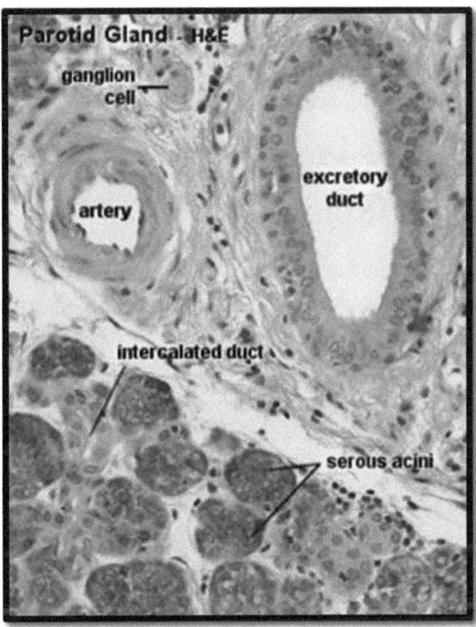

Fig: Histologia da glândula parótida

ESTRUTURAS DA GLÂNDULA PARÓTIDA

Do lado medial para o lado lateral, são os seguintes:

1) Artérias : Artéria carótida externa

Artéria maxilar

Vasos temporais superficiais Artéria auricular posterior

2) Veias : Veia retromandibular

3) Nervos : Nervo facial

DUCTO PAROTÍDEO (DE STENSON)

Tem paredes espessas e cerca de 5 cm de comprimento. Surge a partir do meio da borda anterior da glândula, corre para a frente e para baixo no masseter. Superiormente ao ducto encontra-se a glândula parótida acessória, o ramo bucal superior do nervo facial e os vasos faciais transversais. Inferiormente ao ducto encontra-se o ramo vestibular inferior do nervo facial.

Na borda anterior do masseter, vira medialmente e perfura a almofada de gordura bucal, a fáscia bucolaringeana e os bucinadores obliquamente. O ducto segue em frente por uma curta distância entre os bucinadores e a mucosa oral. Finalmente, o ducto vira-se medialmente e abre-se no vestíbulo da boca, em frente à coroa do segundo molar superior.

FORNECIMENTO DE SANGUE

A glândula parótida é irrigada pela artéria carótida externa e pelos seus ramos que surgem perto da glândula. As veias drenam para a veia jugular externa.

ABASTECIMENTO DE NERVOS

1) Os nervos parassimpáticos são secreto-motores. Chegam à glândula através do nervo auriculotemporal. As fibras pré-ganglionares começam no núcleo salivar inferior e passam através do nervo 9th , do seu ramo timpânico, do plexo timpânico e do nervo petroso menor, e retransmitem-se no gânglio ótico.

As fibras pós-ganglionares passam pelo nervo auriculotemporal e chegam à glândula.

2) Os nervos simpáticos são vasomotores e derivam do plexo à volta da artéria carótida externa.

3) Os nervos sensoriais para a glândula provêm do nervo auriculotemporal, mas a fáscia parotídea é inervada por fibras sensoriais do nervo auricular maior.

DRENAGEM LINFÁTICA

A linfa é drenada primeiro para os gânglios parotídeos e daí para os gânglios cervicais profundos.

GLÂNDULA SALIVAR SUBMANDIBULAR

A glândula salivar submandibular é uma glândula grande, mais ou menos do tamanho de uma noz e está situada na parte anterior do triângulo digástrico. Pesa cerca de 10-15gms. Tem uma forma aproximada de J, sendo indentada pelo bordo posterior do músculo milo-hióideo, que a divide numa parte maior, superficial ao músculo, e numa pequena parte, profunda ao músculo.

PARTE SUPERFICIAL

Esta parte da glândula preenche o triângulo digástrico. Estende-se para cima, profundamente à mandíbula, até à linha milo-hióidea. Tem superfícies inferior, lateral e medial. A glândula está parcialmente envolvida pelas duas camadas da fáscia cervical profunda. A camada superficial da fáscia cobre a superfície inferior da glândula e está ligada à base da mandíbula, enquanto a camada profunda cobre a superfície medial da glândula e está ligada à linha milo-hióidea da mandíbula.

RELAÇÕES

Parte superficial

Esta porção da glândula é limitada anterior e inferiormente pelo ventre anterior do músculo digástrico, posteriormente pelo ventre posterior dos músculos digástrico e estilo-hióideo, e lateralmente pela borda inferior da mandíbula e pelo músculo pterigóideo medial. Posteriormente, está separada da glândula parótida pelo ligamento estilomandibular. O assoalho ou superfície profunda do triângulo submandibular é formado pelos músculos milo-hióideo e hipoglosso. A porção superficial da glândula submandibular é coberta pela camada superficial da fáscia cervical profunda, pelo músculo platisma e pela veia facial anterior, e o nervo mandibular marginal corre adjacente à glândula. A artéria facial corre para cima no aspeto posterior da glândula, depois vira para baixo e para a frente entre a glândula submandibular e a mandíbula.

Parte profunda

Esta parte é pequena em tamanho. Situa-se profundamente ao milohióide e superficialmente ao hioglosso e ao estiloglosso. Posteriormente, é contínua com a parte superficial em torno da borda do milo-hióideo. Anteriormente, estende-se até à extremidade posterior da glândula sublingual.

HISTOLOGIA

Histologicamente, a glândula submandibular é composta predominantemente por ácinos serosos (90%), com um componente acinar mucinoso (10%). O tecido adiposo não é um componente significativo do parênquima glandular, como acontece na parótida.

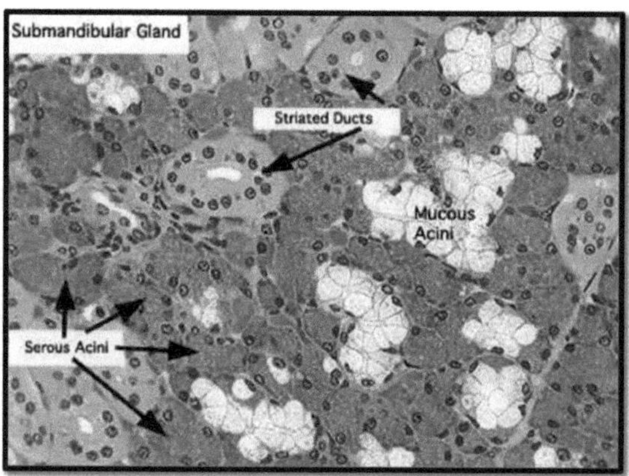

Fig: Histologia da glândula submandibular

DUCTO DA GLÂNDULA SALIVAR SUBMANDIBULAR

O ducto de WHARTON é o ducto principal da glândula salivar submandibular e tem cerca de 5 cm de comprimento, com paredes mais finas do que o ducto de Stensen. Surge na extremidade anterior da parte profunda da glândula e segue em frente no hipoglosso, entre os nervos lingual e hipoglosso. Na extremidade anterior do hipoglosso, o ducto é atravessado pelo nervo lingual. Abre-se no soalho da boca, no cume da papila sublingual, ao lado do frénulo da língua.

FORNECIMENTO DE SANGUE

É alimentado pela artéria facial. As veias drenam para a veia facial comum ou para a veia lingual.

ABASTECIMENTO DE NERVOS

É alimentado pelos ramos do gânglio submandibular. Estes ramos transportam

a) Fibras secretomotoras

b) Fibras sensoriais do nervo lingual

c) Fibras simpáticas vasomotoras do plexo da artéria facial.

A via secretomotora começa no núcleo salivatório superior. As fibras pré-ganglionares passam através da raiz sensorial do nervo facial, do gânglio geniculado, do nervo facial, da corda do tímpano e do nervo lingual, para chegar ao gânglio submandibular. As fibras pós-ganglionares emergem do gânglio e entram na glândula submandibular.

DRENAGEM LINFÁTICA

A drenagem linfática glandular é efectuada para os nódulos submandibulares.

GLÂNDULA SALIVAR SUBLINGUAL

Esta é a mais pequena das três glândulas salivares principais. Tem a forma de uma amêndoa e pesa cerca de 3-4gms. Situa-se acima do milohióide, abaixo da mucosa do pavimento da boca, medialmente à fossa sublingual da mandíbula e lateralmente ao genioglosso.

Cerca de 15 ductos emergem da glândula. A maior parte deles abre-se diretamente no pavimento da boca, no cume da glândula sublingual. Alguns deles juntam-se ao ducto submandibular.

HISTOLOGIA

Histologicamente, a glândula é composta inteiramente por ácinos mucinosos.

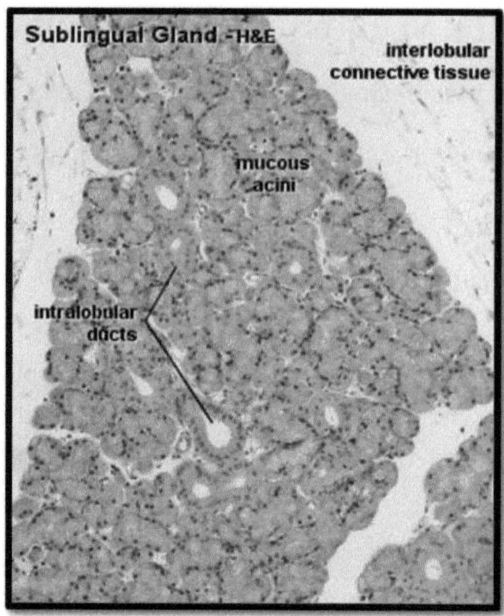

Fig: Histologia da glândula sublingual

DUCTOS DA GLÂNDULA SUBLINGUAL

Existem cerca de 20 pequenos ductos individuais (os ductos de Rivinus), a maioria dos quais se abre independentemente no pavimento da boca ao longo da papila e da prega sublingual. Ocasionalmente, alguns destes ductos fundem-se para formar o ducto de Bartholin, que por sua vez se abre no ducto de Wharton.

FORNECIMENTO DE SANGUE

a) Artéria lingual

b) Artéria sublingual

ABASTECIMENTO DE NERVOS

É alimentado pelos ramos do gânglio submandibular. Estes ramos transportam

a) Fibras secretomotoras

b) Fibras sensoriais do nervo lingual

c) Fibras simpáticas vasomotoras do plexo da artéria facial

DRENAGEM LINFÁTICA

A linfa da glândula é drenada para os gânglios linfáticos submentuais e submandibulares.

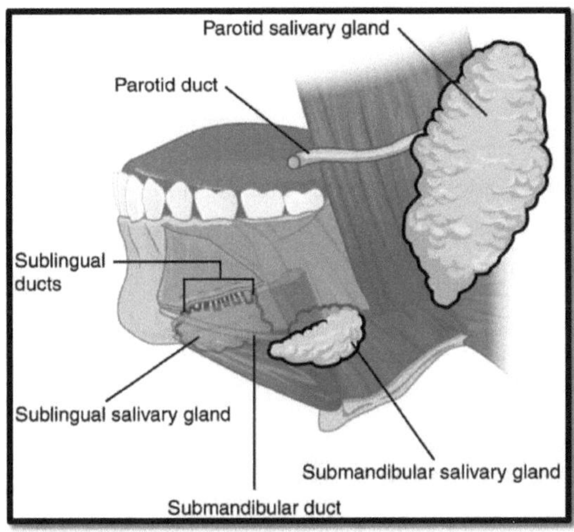

Fig: Ductos das glândulas salivares principais

GLÂNDULAS SALIVARES MENORES

As glândulas salivares minor estão localizadas sob o epitélio em quase todas as partes da cavidade oral. Estas glândulas consistem em vários pequenos grupos de unidades secretoras, que se abrem através de curtos canais diretamente para a boca. A função das glândulas salivares minor é segregar pequenas quantidades de saliva na superfície da mucosa para a manter húmida. Existem 600-1000 glândulas salivares minor na cavidade oral e na orofaringe. São classificadas de acordo com a sua localização anatómica, por exemplo, glândulas labiais e bucais, glândulas palatinas, glândulas glossopalatinas, etc. Não estão presentes na gengiva, na região anterior da rafe do palato duro ou nos dois terços anteriores do dorso da língua.

LÂMINAS LABIAIS

- Encontra-se na submucosa dos lábios superior e inferior e abre-se para a superfície interna.
- São mais numerosos nas zonas próximas da linha média.
- São classicamente descritos como mistos, consistindo em túbulos mucosos com demilunes serosos.
- No entanto, os estudos ultra-estruturais das glândulas labiais revelaram a presença apenas de células mucosas.
- Também foram observados canalículos intercelulares entre as células mucosas.
- Os ductos intercalares são de comprimento variável e os ductos intralobulares possuem apenas algumas células com estrias basais.

VLÂNDALAS BUCAL

- Encontrada na região interna da bochecha.
- Na parte anterior da bochecha, são esparsas e bastante espaçadas e irregulares.
- São normalmente descritas como a continuação das glândulas labiais, uma vez que têm uma estrutura semelhante.
- Um grupo destas glândulas situa-se no canto posterior inferior da bochecha e é designado por "glândulas molares ou retromolares".

GLÂNDULAS PALATINAS

- São constituídas por várias centenas de agregados glandulares na lâmina própria localizada na submucosa do palato mole e na região póstero-lateral do palato duro.
- São de natureza mucosa pura.
- Os ductos excretores podem ter um contorno irregular e a abertura dos ductos na mucosa palatina é frequentemente grande e facilmente reconhecível.

GLÂNDULAS GLOSSOPALATINAS

- Glândulas mucosas puras.
- Principalmente localizada na região do istmo da prega glossopalatina, mas pode estender-se desde a extensão posterior da glândula sublingual até às glândulas do palato mole.

LÂMINAS LINGUAIS

As glândulas da língua podem ser divididas em:
a) GLÂNDULAS LINGUAIS ANTERIORES
- Também conhecido como **Glândulas de Blandin & Nuhn.**
- Localizada perto do ápice da língua.
- As glândulas são principalmente de carácter mucoso.
- Os ductos abrem-se na superfície ventral da língua, perto do frénulo lingual.

b) GLÂNDULAS MUCOSAS LINGUAIS POSTERIORES

- Localizada lateral e posteriormente às papilas palatinas e em associação com a amígdala lingual.
- Os seus ductos abrem-se na superfície dorsal da língua.

c) GLÂNDULAS SEROSAS LINGUAIS POSTERIORES

- Também conhecido como **glândulas de Von Ebner**.
- São um grupo extenso de glândulas puramente serosas localizadas entre as fibras musculares da língua, por baixo das papilas palatinas.
- Os seus ductos abrem-se na calha das papilas palatinas e nas papilas foliares rudimentares dos lados da língua.
- Classicamente, as suas secreções foram descritas como servindo para lavar o canal das papilas e preparar os receptores gustativos (localizados no epitélio do canal) para um novo estímulo.
- Estudos sugerem que estas glândulas têm também importantes funções protectoras e digestivas.
- Estudos histoquímicos localizaram as enzimas antibacterianas peroxidase e lisozima nestas glândulas em humanos.
- Estudos bioquímicos das glândulas serosas linguais demonstraram a presença de uma enzima secretora com atividade lipolítica, semelhante à detectada em aspirados do esófago e do estômago.

MECANISMO DE SECREÇÃO SALIVAR

• A secreção de saliva é iniciada por impulsos nervosos induzidos por reflexos.

• O controlo da salivação depende da libertação de neurotransmissores das terminações nervosas das glândulas salivares[11].

• A saliva é segregada nos ductos por células acinares que revestem o início do ducto salivar.

• As hormonas não iniciam a secreção salivar[12].

Os reflexos salivares são provocados pelo pensamento, pelo aroma ou pelo sabor dos alimentos ou pela presença de alimentos no tubo digestivo.

SISTEMA NERVOSO AUTÓNOMO

O SNA controla tanto o volume como o tipo de saliva segregada. O metabolismo e o crescimento das glândulas salivares são controlados pelo SNA. O sistema nervoso autónomo pode ser dividido em dois tipos diferentes: nervos simpáticos e parassimpáticos.

Nervos parassimpáticos:

o mais activos durante o dia.

o principalmente responsável pela secreção de água e electrólitos, mas pobre em proteínas

o A inervação parassimpática das glândulas salivares é transmitida pelos nervos cranianos.

o enquanto come, cria uma saliva mais aquosa ou serosa; produzida predominantemente pela glândula parótida e parcialmente pela glândula submandibular.

o aumenta o fluxo de saliva através da libertação de uma substância química, a acetilcolina (ACh), que estimula as glândulas a produzir mais saliva.

o os fluxos salivares e as secreções enzimáticas são aumentados pela atividade do sistema nervoso parassimpático.

• Em caudais elevados, há menos tempo para a reabsorção e secreção, pelo que a saliva contém uma concentração mais baixa de Na+ e Cl- e concentrações mais elevadas de K+.

• A baixas taxas de fluxo há mais tempo para reabsorção e secreção, pelo que a saliva contém uma concentração mais elevada de Na+ e Cl- e concentrações mais baixas de K+.

• A concentração de HCO3- aumenta quando o fluxo salivar aumenta porque a secreção de HCO3- aumenta quando as glândulas salivares são estimuladas pelo sistema nervoso parassimpático[13] .

o Se estas glândulas ficarem doentes, danificadas ou afectadas por medicamentos, podem não produzir saliva suficiente, provocando boca seca ou uma condição conhecida como hipofunção[12] .

Nervos simpáticos:

o pode ocorrer quando, em determinadas situações, o medo, o stress ou a raiva são despertados, ou durante um exercício físico intenso.

o principal responsável pela secreção de proteínas acompanhada de exocitose nas células acinares

o produz predominantemente saliva com muco mais espesso, produzida principalmente pelas glândulas sublinguais e parcialmente pelas glândulas submandibulares.

o afecta indiretamente as secreções das glândulas salivares ao inervar os vasos sanguíneos que irrigam as glândulas[11] .

• Tanto os estímulos parassimpáticos como os simpáticos resultam num aumento das secreções das glândulas salivares.

• Tanto a saliva serosa como a mucosa são produzidas, no entanto a quantidade de cada uma é alterada dependendo dos nervos (parassimpáticos ou simpáticos) que estão em controlo.

• Finalmente, tanto a estimulação nervosa parassimpática como a simpática podem levar à contração do mioepitélio, o que provoca a expulsão de secreções do ácino secretor para os ductos e, eventualmente, para a cavidade oral[11,12,13] .

Por exemplo, a lisil-bradicinina estimula os vasos sanguíneos e os capilares da glândula salivar a vasodilatarem-se e a aumentarem a permeabilidade capilar, respetivamente. O aumento do fluxo sanguíneo resultante para o acinar permite a produção de mais saliva[11] .

INERVAÇÃO DAS GLÂNDULAS PELOS NERVOS

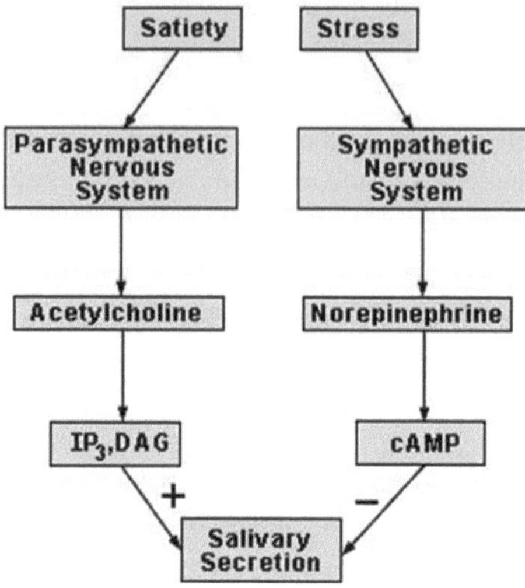

• A formação de saliva deve-se a um reflexo central unilateral, uma vez que a estimulação de um lado da boca induz a salivação ipsilateral, sendo a taxa de fluxo dependente da intensidade do estímulo aplicado.

• Um sistema portal constituído por 2 redes capilares em série: 1) rede densa com ductos e 2) peça terminal de ácinos, fornece um rico suprimento de sangue para as glândulas salivares. Esta disposição é crucial para a produção de saliva, uma vez que o fluido tem origem nos capilares e no fluido intersticial.

• A estimulação do fornecimento parassimpático às glândulas pode facilmente ultrapassar o tónus vasoconstritor simpático. Isto leva à vasodilatação e a um aumento do fluxo sanguíneo, resultando num aumento da secreção de saliva da glândula.

• Os nervos autónomos, que são fibras parassimpáticas dos nervos facial e glossofaríngeo e fibras simpáticas que seguem os vasos sanguíneos que irrigam as glândulas, actuam em conjunto para produzir saliva.

• Através da ativação de receptores específicos da membrana da superfície celular na peça terminal secretora ricamente inervada e no tecido da glândula ductal, ambos os tipos de sistema nervoso autónomo provocam salivação na boca.

• Em geral, a via parassimpática fornece o controlo principal das glândulas salivares.

• A formação de saliva não depende da filtração por pressão, mas sim do transporte ativo de solutos pelo tecido da glândula e de um aumento dramático da renovação metabólica quando estimulada.

• O fluxograma abaixo explica como os nervos mencionados acima activam os respectivos neurotransmissores para afetar o volume e a composição da saliva.

• O efeito dos neurotransmissores na formação da saliva é descrito mais pormenorizadamente no processo fisiológico[12] .

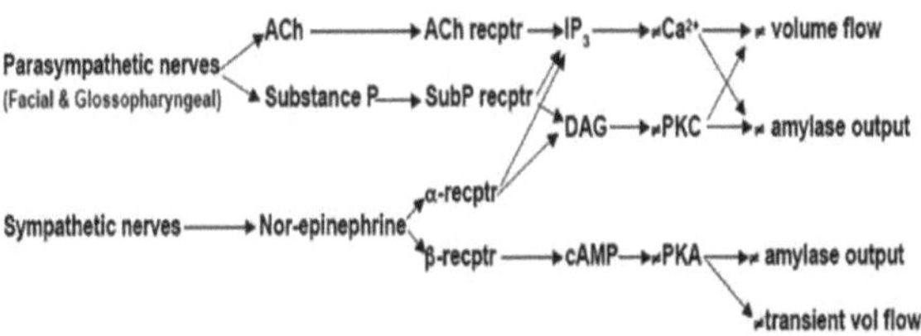

Fig: Fluxograma sobre a inervação da saliva através do sistema nervoso autónomo

PROCESSO FISIOLÓGICO

• O acinus secretor produz a saliva primária, que é isotónica com uma composição iónica semelhante à do plasma. No sistema de ductos, a saliva primária é então modificada por reabsorção selectiva de Na+ e Cl- (sem água) e secreção de K+ e HCO3-.

• A secreção salivar é um processo em duas fases:

1. Na **fase inicial de formação**, os ácinos segregam uma secreção primária que contém ptialina e/ou muco numa solução de iões semelhante à do plasma.

2. **A fase de modificação** ocorre quando a secreção primária flui através dos canais e a composição iónica da saliva é modificada.

o Fase de formação inicial:

A estimulação do nervo parassimpático, ou principalmente dos receptores colinérgicos muscarínicos, inicia eventos intracelulares de segundo mensageiro das células acinares, o sistema de transdução de sinal envolve a libertação de Ca2+ das reservas intracelulares. O aumento dos níveis intracelulares de Ca2+ leva à abertura dos canais de Cl- na membrana apical e a um influxo de Cl- para o lúmen. Assim, a alteração da eletronegatividade provocada pelo influxo de Cl- faz com que o Na+ se difunda através da junção estanque permeável aos catiões entre as células acinares para preservar a electroneutralidade no lúmen. O influxo líquido de NaCl cria um gradiente osmótico através do ácino, que retira água do fornecimento de sangue através de uma junção apertada. Assim, a saliva segregada no lúmen (saliva primária) é um fluido isotónico semelhante ao plasma.

o Fase de modificação:

Na etapa seguinte, a composição da saliva primária é modificada no sistema de ductos. Os ductos intralobulares reabsorvem Na+ e Cl-, excluindo a água, e tornam a saliva final hipotónica. A estimulação do nervo simpático, ou dos receptores ß-adrenérgicos, provoca exocitose mas menor secreção de fluidos. A ativação dos receptores ß-adrenérgicos aumenta o nível intracelular de monofosfato de adenosina cíclico (AMPc), que é o principal segundo mensageiro para a secreção de amilase. Pensa-se que o AMPc ativa a proteína quinase, que pode regular o processo pelo qual as células libertam o conteúdo dos seus grânulos secretores. Este processo envolve a fusão da membrana do grânulo com a membrana plasmática luminal do célula secretora seguida de rutura das membranas fundidas. O conteúdo libertado dos grânulos inclui uma grande variedade de proteínas que são exclusivas da saliva e apresentam funções biológicas de particular importância para a saúde oral[13] .

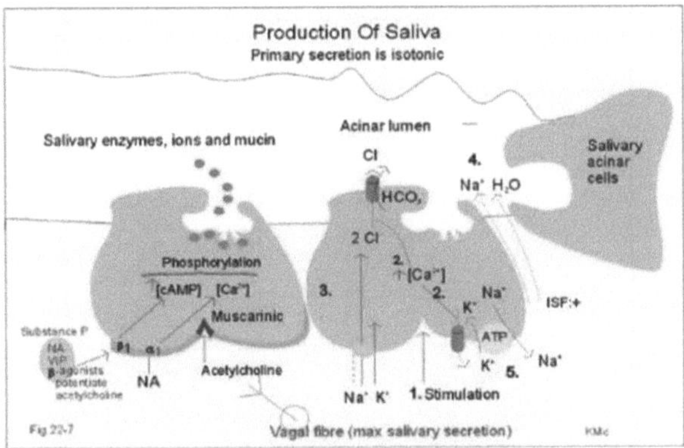

Formação da saliva

COMPOSIÇÃO E FUNÇÕES

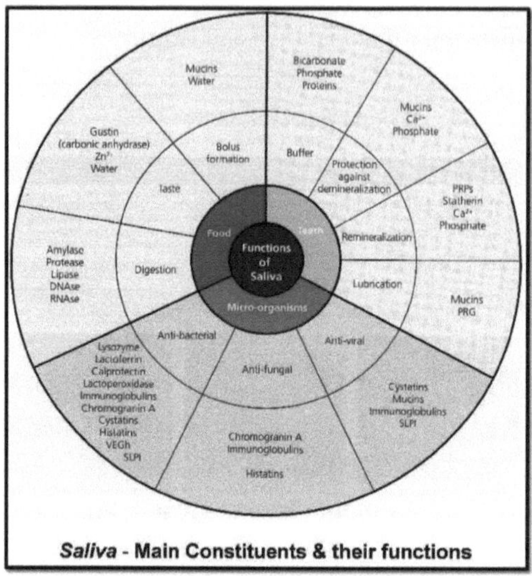

Saliva - Main Constituents & their functions

COMPOSIÇÃO

A saliva é composta por uma variedade de electrólitos, incluindo sódio, potássio, cálcio, magnésio, bicarbonato e fosfatos.

Também se encontram na saliva imunoglobulinas, proteínas, enzimas, mucinas e produtos azotados, como a ureia e o amoníaco.

Estes componentes interagem em funções relacionadas nas seguintes áreas gerais:

(1) os bicarbonatos, os fosfatos e a ureia actuam para modular o pH e a capacidade de tamponamento da saliva

(2) As proteínas macromoléculas e as mucinas servem para limpar, agregar e/ou fixar microrganismos orais e contribuem para o metabolismo da placa dentária;

(3) o cálcio, o fosfato e as proteínas funcionam em conjunto como um fator anti-solubilidade e modulam a desmineralização e a remineralização; e

(4) As imunoglobulinas, proteínas e enzimas proporcionam uma ação antibacteriana.

Os componentes listados acima geralmente ocorrem em pequenas quantidades, variando com mudanças no fluxo, mas fornecem continuamente uma série de funções importantes. É importante salientar que a saliva, como um fluido biológico único, deve ser considerada como um todo que é maior do que a soma das suas partes. Os componentes salivares, particularmente as proteínas, são multifuncionais (desempenham mais do que uma função), redundantes (desempenham funções semelhantes mas em diferentes graus) e anfifuncionais (actuam tanto a favor como contra o hospedeiro). A saliva é um fluido muito diluído, composto por mais de 99% de água. A saliva não é considerada um ultrafiltrado do plasma. Inicialmente, a saliva é isotónica, uma vez que se forma nos ácinos, mas torna-se hipotónica à medida que percorre a rede de ductos. A hipotonicidade da saliva não estimulada permite que as papilas gustativas percebam diferentes sabores sem serem mascaradas pelos níveis normais de sódio no plasma. A hipotonicidade, especialmente durante os períodos de baixo fluxo, também permite a expansão e hidratação das glicoproteínas da mucina, que cobrem de forma protetora os tecidos da boca. Níveis mais baixos de glicose, bicarbonato e ureia na saliva não estimulada aumentam o ambiente hipotónico para melhorar o sabor. O pH normal da saliva é de 6 a 7, o que significa que é ligeiramente ácido. O pH no fluxo salivar pode variar entre 5,3 (baixo fluxo) e 7,8 (pico de fluxo). As glândulas salivares maiores contribuem com a maior parte do volume de secreção e do conteúdo eletrolítico da saliva, enquanto as glândulas salivares menores contribuem com pouco volume de secreção e com a maior parte das substâncias do grupo sanguíneo.

FUNÇÕES
1. Gosto
•O SF inicialmente formado no interior dos ácinos é isotónico em relação ao plasma. No entanto, à medida que percorre a rede de ductos, torna-se hipotónico.
•A hipotonicidade da saliva (baixos teores de glicose, sódio, cloreto e ureia) e a sua capacidade de proporcionar a dissolução de substâncias permite que as papilas gustativas percebam diferentes sabores.
•A gustina, uma proteína salivar, parece ser necessária para o crescimento e maturação destes botões.
2. Proteção e lubrificação
•A saliva forma uma cobertura seromucosa que lubrifica e protege os tecidos orais contra agentes irritantes.
•Isto ocorre devido às mucinas (proteínas com elevado teor de hidratos de

carbono) responsáveis pela lubrificação, proteção contra a desidratação e manutenção da viscoelasticidade salivar.

• Também modulam seletivamente a adesão de microrganismos às superfícies dos tecidos orais, o que contribui para o controlo da colonização bacteriana e fúngica.

• Além disso, protegem estes tecidos contra ataques proteolíticos de microrganismos. A mastigação, a fala e a deglutição são auxiliadas pelos efeitos lubrificantes destas proteínas.

3. Diluição e limpeza

• Os açúcares na sua forma livre estão presentes na saliva total estimulada e não estimulada numa concentração média de 0,5 a 1 mg/100mL.

• As concentrações elevadas de açúcar na saliva ocorrem principalmente após a ingestão de alimentos e bebidas.

• Sabe-se que existe uma correlação entre a concentração de glicose no sangue e o fluido salivar, em particular nos diabéticos, mas como essa correlação nem sempre é significativa, a saliva não é utilizada como meio de controlo da glicemia.

• Para além de diluir as substâncias, a sua consistência fluida permite uma limpeza mecânica dos resíduos presentes na boca, como as bactérias não aderentes e os resíduos celulares e alimentares.

• O SF tende a eliminar o excesso de hidratos de carbono, limitando assim a disponibilidade de açúcares para os microrganismos do biofilme.

• Quanto maior o SF, maior a capacidade de limpeza e diluição; portanto, se mudanças no estado de saúde causarem uma redução no SF, haverá uma alteração drástica no nível de limpeza oral.

4. Capacidade tampão

• A saliva comporta-se como um sistema tampão para proteger a boca, da seguinte forma:

a) Previne a colonização por microrganismos potencialmente patogénicos, negando-lhes a otimização das condições ambientais.

b) A saliva tampona (neutraliza) e limpa os ácidos produzidos pelos microrganismos acidogénicos, evitando assim a desmineralização do esmalte.

• É importante realçar a espessura do biofilme, e o número de bactérias presentes determina a eficácia dos tampões salivares.

• Os resíduos com carga negativa nas proteínas salivares funcionam como tampões. A sialina, um péptido salivar, desempenha um papel importante no aumento do pH do biofilme após a exposição a hidratos de carbono fermentáveis.

•A ureia é outro tampão presente no fluido salivar total, sendo um produto do catabolismo de aminoácidos e proteínas que provoca um rápido aumento do pH do biofilme ao libertar amoníaco e dióxido de carbono quando hidrolisado por ureases bacterianas. As crianças com insuficiência renal crónica apresentam menos cáries do que as crianças saudáveis, devido ao aumento dos níveis de ureia salivar.

•O amoníaco, um produto do metabolismo da ureia e dos aminoácidos, é potencialmente citotóxico para os tecidos gengivais. É um fator importante no início da gengivite porque pode aumentar a permeabilidade do epitélio sulcular a outras substâncias tóxicas ou antigénicas, para além da formação de cálculo dentário.

•O sistema ácido carbónico-bicarbonato é o tampão mais importante na saliva estimulada, enquanto que na saliva não estimulada serve como sistema tampão de fosfato.

5. Integridade do esmalte dos dentes

•A saliva desempenha um papel fundamental na manutenção da integridade físico-química do esmalte dentário, modulando a remineralização e a desmineralização.

•Os principais factores que controlam a estabilidade da hidroxiapatite do esmalte são as concentrações activas livres de cálcio, fosfato e fluoreto em solução e o pH salivar.

•As elevadas concentrações de cálcio e fosfato na saliva garantem trocas iónicas dirigidas para as superfícies dentárias que se iniciam com a erupção dentária, resultando na maturação pós-eruptiva. A remineralização de um dente cariado antes de ocorrer a cavitação é possível, principalmente devido à disponibilidade de iões de cálcio e fosfato na saliva.

•A concentração de cálcio salivar varia com a SF e não é afetada pela dieta. No entanto, doenças como a fibrose quística e alguns medicamentos como a pilocarpina provocam um aumento dos níveis de cálcio. Dependendo do pH, o cálcio salivar pode estar ionizado ou ligado. O cálcio ionizado é importante para estabelecer o equilíbrio entre os fosfatos de cálcio do esmalte e o líquido adjacente. O cálcio não ionizado pode estar ligado a iões inorgânicos (fosfato inorgânico, bicarbonato, fluoreto), a pequenos iões orgânicos (citrato) e a macromoléculas (estaterina, péptidos ricos em histidina e proteínas ricas em prolina). Um caso especial da combinação do cálcio é a sua forte ligação com a α-amilase, onde actua como um co-fator necessário para a função da enzima.

•O ortofosfato inorgânico encontrado na saliva é constituído por ácido fosfórico (H_3PO_4) e iões de fosfato inorgânico primário ($H_2PO_4^-$), secundário (HPO_4^{2-}) e terciário (PO_4^{3-}). As concentrações destes iões dependem do pH salivar e variam de acordo com o SF. À medida que o fluxo aumenta, a concentração total de fosfato inorgânico diminui. A função biológica mais importante deste ião é a manutenção da estrutura dentária. Outra função, discutida anteriormente, é a sua capacidade tampão, relevante apenas no SF não estimulado.

•A presença de fluoreto na saliva, mesmo em níveis fisiologicamente baixos, é decisiva para a estabilidade dos minerais dentários. A sua concentração na saliva total está relacionada com o seu consumo. Depende do flúor no ambiente, especialmente na água potável. Outras fontes são também importantes, como os dentífricos e outros produtos utilizados na prevenção da cárie. A presença de iões fluoreto na fase líquida reduz a perda de minerais durante uma queda no pH do biofilme, uma vez que estes iões diminuem a solubilidade da hidroxiapatite dentária, tornando-a mais resistente à desmineralização. Também foi demonstrado que o flúor reduz a produção de ácidos no biofilme.

•O pH salivar normal é de 6 a 7 e varia de acordo com o SF, de 5,3 (baixo fluxo) a 7,8 (pico de fluxo). Existem várias fontes de iões de hidrogénio nos fluidos orais: secreção pelas glândulas salivares sob a forma de ácidos orgânicos e inorgânicos, produção pela microbiota oral ou aquisição através dos alimentos. Estes iões influenciam o equilíbrio dos fosfatos de cálcio no esmalte. Quanto maior for a concentração de iões de hidrogénio, menor será o pH e vice-versa. Em fluxos mais elevados de secreção salivar estimulada, a concentração de iões de bicarbonato é mais elevada, o pH também aumenta e o poder tampão da saliva aumenta drasticamente.

6. Digestão

•A saliva é responsável pela digestão inicial do amido, favorecendo a formação do bolo alimentar. Essa ação ocorre principalmente pela presença da enzima digestiva α-amilase (ptialina) na composição da saliva.

•A sua função biológica é dividir o amido em maltose, maltotriose e dextrinas. Esta enzima é considerada um bom indicador do bom funcionamento das glândulas salivares, contribuindo com 40% a 50% da proteína salivar total produzida pelas glândulas.

•A maior parte desta enzima (80%) é sintetizada nas parótidas e o restante nas glândulas submandibulares. A sua ação é inactivada nas porções ácidas do trato gastrointestinal e, por conseguinte, está limitada à boca.

7. Reparação de tecidos

•É atribuída à saliva uma função de reparação dos tecidos, uma vez que, clinicamente, o tempo de hemorragia dos tecidos orais parece ser mais curto do que o de outros tecidos.

•Quando a saliva é experimentalmente misturada com sangue, o tempo de coagulação pode ser muito acelerado (embora o coágulo resultante seja menos sólido do que o normal).

•Estudos experimentais em ratos mostraram que a contração da ferida aumenta significativamente na presença de saliva devido ao fator de crescimento epidérmico que esta contém e que é produzido pelas glândulas submandibulares.

8. Propriedades antibacterianas e participação na formação de películas e cálculos

•A saliva contém um espetro de proteínas imunológicas e não imunológicas com propriedades antibacterianas.

•Além disso, algumas proteínas são necessárias para inibir a precipitação espontânea de iões de cálcio e fosfato nas glândulas salivares e nas suas secreções. Tanto a película adquirida como o biofilme possuem proteínas derivadas da saliva.

•A imunoglobulina A (IgA) secretora é o maior componente imunológico da saliva. Pode neutralizar vírus, bactérias e toxinas enzimáticas. Serve como anticorpo para antigénios bacterianos e é capaz de agregar bactérias, inibindo a sua aderência aos tecidos orais. Outros componentes imunológicos, como IgG e IgM, ocorrem em menor quantidade e provavelmente têm origem no fluido gengival.

•Entre os componentes proteicos salivares não imunológicos, encontram-se enzimas (lisozima, lactoferrina e peroxidase), glicoproteínas de mucina, aglutininas, histatinas, proteínas ricas em prolina, estaterinas e cistatinas.

•A lisozima pode hidrolisar a parede celular de algumas bactérias e, uma vez que é fortemente catiónica, pode ativar as "autolisinas" bacterianas que são capazes de destruir os componentes da parede celular bacteriana. As bactérias Gram-negativas são mais resistentes a esta enzima devido à função protetora da sua camada externa de lipopolissacarídeos. Foram propostos outros mecanismos antibacterianos para esta enzima, como a agregação e a inibição da aderência bacteriana.

•A lactoferrina liga-se ao ferro livre na saliva, causando efeitos bactericidas ou bacteriostáticos em vários microrganismos que necessitam de ferro para a sua sobrevivência, como o grupo Streptococcus mutans. A lactoferrina tem também funções fungicidas, antivirais, anti-inflamatórias e imunomoduladoras.

•A peroxidase ou sialoperoxidase tem uma atividade antimicrobiana porque serve de catalisador para a oxidação do ião tiocianato salivar pelo peróxido de hidrogénio em hipotiocianato, uma substância antibacteriana potente. Graças ao seu consumo, as proteínas e as células são protegidas dos efeitos tóxicos e oxidantes do peróxido de hidrogénio.

•As proteínas ricas em prolina e as estaterinas inibem a precipitação espontânea de sais de fosfato de cálcio e o crescimento de cristais de hidroxiapatita na superfície dentária, impedindo a formação de cálculo salivar e dentário. Favorecem a lubrificação da estrutura oral, e é provável que ambas sejam importantes na formação da película adquirida. Outra função proposta para as proteínas ricas em prolina é a capacidade de mediar seletivamente a adesão bacteriana às superfícies dentárias.

•As cistatinas estão também relacionadas com a formação de películas adquiridas e com o equilíbrio dos cristais de hidroxiapatite. Devido às suas propriedades inibidoras da proteinase, supõe-se que actuam no controlo da atividade proteolítica.

•As histatinas, uma família de péptidos ricos em histidina, têm atividade antimicrobiana contra algumas estirpes de Streptococcus mutans e inibem a hemoaglutinação do periopatógeno Porphyromonas gingivallis. Neutralizam os lipopolissacáridos das membranas externas das bactérias Gram-negativas e são potentes inibidores do crescimento e desenvolvimento da Candida albicans. Os efeitos bactericida e fungicida ocorrem através da união de histatinas carregadas positivamente com as membranas biológicas, resultando na destruição da sua arquitetura e alterando a sua permeabilidade. Outras funções atribuídas a estes péptidos são: participação na formação da película adquirida e inibição da libertação de histamina pelos mastócitos, sugerindo um papel na inflamação oral.

•A aglutinina salivar, uma proteína altamente glicosilada frequentemente associada a outras proteínas salivares e à IgA secretora, é um dos principais componentes salivares responsáveis pela aglutinação de bactérias.

CÁRIES DENTÁRIAS E SALIVA

A cárie dentária é um processo patológico complexo que afecta uma grande parte da população mundial, independentemente do sexo, idade e etnia, embora tenda a afetar mais os indivíduos com um baixo estatuto socioeconómico. O processo de cárie dentária depende de factores biológicos que estão presentes na saliva e na placa dentária. Existem muitos agentes diferentes na saliva e na placa que servem para proteger a superfície do dente contra o desenvolvimento de cáries. O fluxo salivar, a capacidade de tamponamento, a atividade antimicrobiana, a agregação e eliminação de microrganismos da cavidade oral, a vigilância imunitária e as proteínas de ligação ao fosfato de cálcio interagem para inibir ou reverter a desmineralização das superfícies dentárias expostas. Os níveis de bactérias cariogénicas na saliva e na placa bacteriana determinam a ocorrência ou não de cáries, e a concentração na saliva e na placa bacteriana está intimamente relacionada com o tipo de ingestão de hidratos de carbono e a frequência da ingestão, bem como com a higiene oral praticada pelo indivíduo.

O processo de cárie depende de:

1) a interação de factores protectores e deletérios na saliva e na placa bacteriana,

2) o equilíbrio entre a população microbiana cariogénica e não cariogénica na saliva e, em particular, na placa bacteriana, e

3) as caraterísticas físico-químicas do esmalte, da dentina e do cemento que tornam a hidroxiapatite dentária mais ou menos vulnerável a um desafio acidogénico.

A estrutura do esmalte é única, na medida em que não possui componentes celulares residuais que possam efetuar a reparação quando o esmalte é danificado por um episódio cariogénico. Em contraste, tanto o cemento como a dentina têm componentes celulares que ajudam na manutenção e reparação destas estruturas radiculares.

A desmineralização e a remineralização (reparação ou cicatrização) do esmalte são processos contínuos que estão intimamente relacionados e ocorrem episodicamente com base na presença de bactérias cariogénicas na placa dentária e na disponibilidade de hidratos de carbono refinados para fermentação em ácidos orgânicos. Existem muitos e variados factores biológicos na saliva e na placa bacteriana que protegem o esmalte, a dentina e o cemento do desenvolvimento de cáries e facilitam a remineralização. O processo físico-químico de desmineralização e remineralização da hidroxiapatite dentária (o componente mineral da estrutura do dente) é influenciado drasticamente pelos constituintes que compõem a saliva e a placa bacteriana.

Saliva: factores biológicos na cárie dentária:

A cavidade oral e as superfícies dentárias expostas são continuamente banhadas por fluido oral. O fluido oral, também referido como saliva total, consiste nas secreções das glândulas salivares maiores e menores e nas contribuições da cavidade oral. O fluido oral contém também fluido crevicular, partículas de alimentos, bactérias lisadas, células inflamatórias em degeneração e células epiteliais descamadas. A saliva tem muitas funções diferentes na promoção da saúde oral e na doença oral. A saliva proporciona um revestimento protetor tanto para a mucosa como para as superfícies dentárias expostas. Permite a lubrificação e humidificação da cavidade oral e das estruturas associadas devido à sua viscosidade e propriedades elásticas. As imunoglobulinas são segregadas na saliva pelos plasmócitos dos agregados linfóides residentes nas glândulas salivares maiores e menores, o que permite um certo grau de vigilância imunitária. As células epiteliais acinares das glândulas salivares fabricam numerosas proteínas que protegem a cavidade oral contra bactérias, fungos e até vírus. Certos elementos induzem a agregação de bactérias e outros detritos orais e resultam numa melhor eliminação do ambiente oral. A digestão dos alimentos ingeridos é iniciada pela secreção de determinadas enzimas na cavidade oral. A saliva também actua como um veículo para transportar certas substâncias químicas do material ingerido para as papilas gustativas e permite que o sistema nervoso central experimente sensações agradáveis em relação a certos alimentos. Estímulos nocivos a substâncias prejudiciais resultam em expetoração e rápida eliminação dessas substâncias indesejáveis ingeridas. A formação de um bolo alimentar coeso facilita a deglutição e a passagem sem obstáculos do bolo da cavidade oral para o trato digestivo. A fonação de enunciados importantes para uma fala clara é auxiliada pela capacidade lubrificante da saliva. De considerável importância para a profissão de dentista é a capacidade da saliva de participar na modulação da desmineralização e remineralização da estrutura dentária exposta à cavidade oral.

A capacidade da saliva para afetar o desenvolvimento da cárie dentária depende da quantidade e composição das secreções. As taxas de fluxo salivar variam consoante as glândulas salivares tenham sido estimuladas ou estejam em repouso. A taxa de fluxo em repouso é tipicamente um quarto a um décimo da taxa de fluxo estimulada. Quando as glândulas salivares são estimuladas, a composição muda de um carácter mais mucoide para um carácter mais seroso, permitindo uma maior eliminação do material ingerido da cavidade oral. A diferença entre indivíduos com caudal normal, baixo e muito baixo é considerável; no entanto, existe também um certo grau de sobreposição entre os grupos. A perceção de um caudal baixo pelos indivíduos é bastante variável, sendo que algumas pessoas com caudais baixos e muito baixos não apresentam queixas de xerostomia (perceção de secura oral ou boca seca), enquanto outras com caudais normais medidos podem manifestar sintomas de xerostomia. De um modo geral, a maioria dos doentes diagnosticados com boca seca terá taxas de fluxo salivar em repouso muito baixas em comparação com os que não têm esta condição oral. O avanço da idade e o género feminino são determinantes importantes para a diminuição do fluxo salivar. Além disso, a terapia de substituição hormonal com a menopausa e os contraceptivos orais estão associados à melhoria da taxa de fluxo salivar. Certos medicamentos contribuem para a supressão da taxa de fluxo. Estes medicamentos incluem antipsicóticos, antidepressivos, diuréticos, beta-adrenérgicos, sedativos, tranquilizantes, analgésicos narcóticos, anticonvulsivos, antieméticos, antimetabolitos, anti-histamínicos, anticolinérgicos e vitamina D em grandes doses, agentes antiparkinsónicos, agentes quimioterapêuticos, antiarrítmicos e anti-hipertensores. Particularmente nos idosos, um fluxo salivar já deprimido pode ser ainda mais exacerbado pela utilização de múltiplos medicamentos (polifarmácia). Para conhecer os medicamentos específicos e os seus efeitos, o profissional de medicina dentária deve consultar as bulas dos medicamentos ou um farmacêutico experiente. Além disso, a radioterapia da cabeça e do pescoço afecta negativamente as taxas de fluxo salivar. Certas doenças também podem afetar negativamente o fluxo salivar (síndrome de Sjogren, infeção por VIH e lúpus eritematoso sistémico). A composição da saliva total é complexa e existem muitos componentes que interagem com o ambiente oral para contribuir para a experiência de cárie de um indivíduo. A capacidade tampão pode ser determinada por métodos de teste simples e pode dar uma medida da capacidade da saliva para absorver um desafio acidogénico.

O principal tampão da saliva é o bicarbonato. A degradação de proteínas ricas em arginina pela urease derivada de bactérias em ureia e amoníaco contribui para a manutenção de um pH neutro. A influência da ureia no pH salivar é notada pela natureza alcalina da saliva em indivíduos que sofrem de insuficiência renal crónica. Nas crianças com doença renal crónica, as cáries diminuem acentuadamente. Além disso, tanto os fosfatos como a enzima anidrase carbónica modulam igualmente as agressões acidogénicas. Foi igualmente demonstrado que a capacidade tampão melhora quando se toma um suplemento de estrogénio e/ou progesterona. Uma proteína chamada fator de aumento do pH, a sialina e outras proteínas básicas (alcalinas) permitem um regresso mais rápido a um pH neutro após um desafio ácido. O pH de repouso da saliva tende a prever a experiência de cárie do indivíduo e também é um indicador da capacidade de tamponamento salivar. Os indivíduos com um pH salivar em repouso de aproximadamente 7,0 tendem a ter baixa atividade de cárie ou nenhuma cárie; enquanto aqueles com um pH em repouso de 5,5 têm uma experiência de cárie muito elevada. As pessoas com valores de pH entre 5,5 e 7,0 têm uma atividade de cárie menos grave. Um valor mais baixo de pH salivar em repouso é também preditivo de um pH acentuadamente baixo quando exposto a um desafio de hidratos de carbono refinados e da manutenção deste pH baixo durante um período de tempo mais longo antes de regressar ao nível de pH de repouso de base.

Certas proteínas e enzimas segregadas pelas células epiteliais acinares das glândulas salivares proporcionam proteção contra os microrganismos. O mecanismo da atividade antimicrobiana é bastante diferente. **A lactoferrina** é uma proteína de ligação ao ferro que tem a capacidade de sequestrar o ferro do ambiente oral. **O ferro** é essencial para o metabolismo bacteriano, sendo os organismos aeróbicos e anaeróbicos facultativos os mais afectados. Além disso, esta proteína inibe o crescimento dos estreptococos mutans por um mecanismo independente do ferro. **A peroxidase endógena** produzida pelas células acinares interage através de uma porção heme com tiocianato e peróxido de hidrogénio para formar hipotiocianato e ácido cianossulfuroso. Estes agentes criados pela peroxidase salivar oxidam os grupos sulfidrilo bacterianos e inibem o metabolismo da glucose. É importante que os estreptococos mutans sejam particularmente susceptíveis às acções do hipotiocianato resultante. Além disso, a peroxidase protege outras glicoproteínas na saliva da degradação bacteriana.

A lisozima é uma enzima antimicrobiana bem conhecida que se encontra em muitos fluidos secretórios do corpo e que, ao romper as paredes celulares das bactérias, leva à sua destruição. **Vários outros inibidores de proteases (cistatinas), proteínas (histatinas, proteínas ricas em prolina) e enzimas (amilase) funcionam através de vários mecanismos antimicrobianos para afetar as bactérias cariogénicas.** Embora a IgG e a IgM possam ser detectadas na saliva, **a IgA secretora** é o fator salivar dominante na vigilância imunitária e na neutralização de bactérias e vírus e dos seus produtos através de um mecanismo anticorpo-antigénio. Quantidades relativamente pequenas de **flúor** nos fluidos orais são capazes de inibir enzimas na via metabólica das bactérias e reduzir o crescimento e a proliferação bacteriana. Em particular, o flúor perturba a atividade da enzima enolase, a glucosiltransferase, a ATPase de extrusão de protões, a síntese intracelular de polissacarídeos e a via de armazenamento, e o transporte de açúcar através do sistema de fosfotransferase nas bactérias.

As bactérias são também removidas da cavidade oral por agregação (aglutinação) e depuração oral pela saliva e por várias proteínas e enzimas. As mucinas (MG1 e MG2) são glicoproteínas de elevado peso molecular, ricas em hidratos de carbono, que fornecem grande parte das propriedades visco-elásticas da saliva. Estas glicoproteínas promovem a eliminação das bactérias da cavidade oral, mascarando as moléculas de adesão da superfície bacteriana e inibindo a colonização bacteriana da mucosa e das estruturas dentárias expostas. A MG1 tende a revestir a superfície do dente e forma uma barreira contra o ataque ácido. A MG2 tem maior afinidade pelas bactérias e liga-se a um maior número de bactérias.

A saliva é supersaturada com cálcio e fosfato em relação à hidroxiapatita. A presença de cálcio, fosfato e flúor na saliva aumenta a resistência das superfícies dentárias expostas a um ataque cariogénico, diminuindo assim a probabilidade de desmineralização e favorecendo a reprecipitação de componentes minerais organizados (remineralização) em superfícies de esmalte e raiz previamente desmineralizadas. Várias proteínas salivares ligam-se à hidroxiapatite e ajudam na manutenção do estado supersaturado da saliva. Isto permite que os componentes minerais que contêm cálcio e fosfato permaneçam em solução no pH de repouso da saliva (aproximadamente 7,0) e evitem a remoção por precipitação para fora da solução. Estas proteínas salivares libertam iões de cálcio e fosfato quando os níveis caem na saliva. Com o aumento da secreção de cálcio e fosfato aquando da secreção das glândulas salivares, o nível destas proteínas também aumenta para manter o estado supersaturado. Estes componentes salivares não só mantêm o cálcio e o fosfato elevados em suspensão na saliva, como também aumentam a estabilidade das fases minerais nas superfícies dentárias expostas. Uma medida da atividade da cárie e do risco de cárie é a concentração de bactérias cariogénicas na saliva. Embora os estreptococos mutans (Streptococcus mutans e Streptococcus sobrinus em humanos) e os lactobacilos estejam mais frequentemente associados ao desenvolvimento de cáries dentárias, vários organismos têm a capacidade de produzir ácidos orgânicos a níveis que induzem a desmineralização da estrutura dentária e conduzem a cáries clinicamente detectáveis. Os níveis salivares de estreptococos mutans a ≥106 unidades formadoras de colónias/mL de saliva e/ou lactobacilos a ≥105 unidades formadoras de colónias/mL de saliva colocam um indivíduo em risco elevado de desenvolvimento de cáries.

Placa dentária: factores biológicos na cárie dentária:

A base da placa dentária começa com a formação de uma película orgânica acelular na superfície dentária exposta. Este revestimento orgânico (película salivar) é derivado da adsorção de proteínas mucinosas da saliva. Esta membrana tenaz é considerada insolúvel nos fluidos orais e tem entre 0,1 e 1,0 micrómetros de espessura. A película forma-se rapidamente sempre que uma superfície dentária limpa é exposta à saliva. A função desta película adquirida é proteger a superfície dentária da abrasão e das forças de trituração durante a mastigação. Para além disso, a fricção é reduzida entre a mucosa oral e os dentes. Outros constituintes salivares encontrados na película incluem proteínas ricas em prolina, estaterina, cistatinas, histatinas, lisozima, amilase, IgA secretora e glucosiltransferase derivada de bactérias. Muitas destas são proteínas que se ligam e protegem a hidroxiapatite na superfície do dente contra a desmineralização e promovem a supersaturação de iões de cálcio e fosfato nas fases fluidas. Uma vez estabelecida a base da película, o desenvolvimento da placa dentária passa por várias fases. Há uma colonização passiva da película por bactérias derivadas da saliva. As bactérias ficam firmemente ligadas à película por forças electrostáticas, iónicas hidrofóbicas e de van der Wahl. A adesão irreversível à película ocorre através de factores de adesão nas superfícies dos microrganismos e de receptores complementares na superfície da película. A coagregação ou coadesão ocorre entre vários microrganismos e bactérias já aderentes, permitindo uma maior diversidade da microflora da placa bacteriana. Isto resulta na ligação de bactérias colonizadoras tardias a bactérias colonizadoras iniciais já aderidas. As bactérias prosseguem então com o crescimento até à confluência e produzem um biofilme. Durante esta fase, ocorre a síntese de polímeros extracelulares, sendo a matriz da placa composta por glucanos e frutanos provenientes do metabolismo da sacarose. A placa actua como um biofilme e permite a penetração restrita de antimicrobianos, a concentração de enzimas extracelulares que inactivam os antimicrobianos e a redução do crescimento bacteriano. Além disso, existe uma organização espacial com interação metabólica entre as várias estirpes bacterianas e a ocorrência de sinergismo e antagonismo. Com a maturação, as bactérias desprendem-se do biofilme da placa bacteriana para colonizar outros locais da superfície dentária.

As bactérias cariogénicas possuem várias propriedades:

1) transporte rápido de hidratos de carbono fermentáveis e conversão em ácido orgânico;

2) produção de polissacáridos extracelulares e intracelulares; e

3) manutenção do metabolismo dos hidratos de carbono em condições adversas e de stress.

Os estreptococos mutans e os lactobacilos têm estas caraterísticas. Estas bactérias cariogénicas também preferem um ambiente ácido (acidúrico). A placa bacteriana sobre áreas de desmineralização sem cavitação é fortemente colonizada por estreptococos mutans (11 a 18% da contagem total de estreptococos). Tipicamente, esta forte colonização ocorre 12 a 18 meses antes da deteção clínica da lesão de mancha branca. Com lesões de manchas brancas em processo de remineralização, os estreptococos mutans reduzem-se substancialmente (2 a 5% da contagem total de estreptococos). Com uma dieta cariogénica rica em hidratos de carbono refinados (sacarose) e com a ingestão frequente de hidratos de carbono, está estabelecido o cenário para o desenvolvimento de cáries com progressão para lesões de manchas brancas clinicamente detectáveis. As bactérias cariogénicas, como os estreptococos mutans e os lactobacilos, têm um pH terminal de 3,9 a 4,1, muito abaixo do pH crítico de 5,5, quando a hidroxiapatita dentária sofre dissolução. A capacidade tamponante da placa bacteriana e o seu grau de supersaturação em relação ao cálcio e ao fosfato determinarão se a superfície dentária sofrerá ou não desmineralização. A placa dentária sequestra agentes tampão (bicarbonato, fosfato, ureia) e iões de cálcio e fosfato da saliva. Em geral, a capacidade de tamponamento da placa bacteriana é substancialmente maior do que a da saliva (10 vezes) e tem também uma maior concentração de cálcio, fosfato e flúor do que a saliva (3 a 4 vezes). A supersaturação da placa dentária e da saliva implica que as fases minerais da saliva e da placa sofrerão dissolução antes da hidroxiapatita que forma a estrutura do dente. Além disso, o flúor sequestrado pela placa aumenta a capacidade da hidroxiapatita de resistir à dissolução de ácidos orgânicos, permitindo efetivamente um pH crítico mais baixo na presença de flúor. Certas bactérias da placa bacteriana podem modular o efeito dos estreptococos mutans. A Veillonella metaboliza o ácido lático produzido por organismos acidogénicos e melhora parcialmente a produção de ácido. Em condições ácidas, tanto o Streptococcus salivarius como o Streptococcus sanguis têm atividade de urease e arginina desaminase, resultando na produção de ureia e amoníaco que aumenta o pH da placa bacteriana. A placa pode ser considerada um gel através do qual ocorre a difusão. Isto é importante para o acesso à interface placa-dente por proteínas protectoras, enzimas, tampões, cálcio, fosfato e flúor derivados da saliva. Da mesma forma, a difusão de subprodutos ácidos e elementos promotores de cáries para longe da superfície dentária é fundamental para evitar o desenvolvimento de cáries. O aumento do teor de água na placa bacteriana promove uma difusão rápida e diminui os efeitos dos episódios acidogénicos. O elevado teor de glucanos e colóides, bem como o aumento da espessura da placa bacteriana, diminuem o tempo de trânsito e prolongam a exposição aos ácidos orgânicos.

O processo de desenvolvimento da cárie ocorre durante um período de tempo considerável (muitos meses a anos) e depende de episódios repetidos de desmineralização durante períodos de tempo prolongados. Com a exposição repetida e prolongada a um pH baixo, a capacidade de tamponamento da placa e a supersaturação, no que diz respeito ao cálcio e ao fosfato, serão comprometidas, levando à eventual desmineralização da estrutura dentária. Os indivíduos mais propensos ao desenvolvimento de cáries têm tipicamente níveis salivares elevados de estreptococos mutans e lactobacilos, baixa capacidade de tamponamento salivar, diminuição da saturação da placa e da saliva em relação ao cálcio e ao fosfato, baixos níveis de flúor na placa e na saliva e uma dieta rica em sacarose com exposição frequente a hidratos de carbono. O meio mais eficaz de controlo da cárie nestes indivíduos é a remoção da placa dentária através de meios mecânicos (escovagem e uso do fio dentário) com a adição de agentes fluoretados tópicos para aumentar a remineralização do esmalte desmineralizado e de antimicrobianos (clorexidina) para limitar o crescimento de bactérias cariogénicas. Também deve ser entendido que a cárie é uma doença infecciosa que pode ser transmitida de uma pessoa para outra. Isto é exemplificado pelo facto de as mães com um elevado risco ou experiência de cárie albergarem um número substancial de estreptococos mutans e lactobacilos nas cavidades orais e na saliva. Pouco tempo depois da erupção dos dentes primários nos seus bebés, estas mães propensas a cáries transmitem bactérias cariogénicas aos seus filhos pequenos, levando a uma maior suscetibilidade à cárie.

Factores salivares na desmineralização e remineralização

A) Caudal salivar (mL/min)			
	Normal	Baixa	Muito baixo
Saliva em repouso Saliva estimulada	0.25-0.35 1.0-3.0	0.10-0.25 0.7-1.0	<0.10 <0.7
Idade 35-44 anos 45-54 anos 55-64 anos 65-69 anos 0,27 70-74 anos 0,28 >75 anos	Homens 0.54 0.48 0.49 0.42 0.44		Mulheres 0.34 0.35 0.28 0.40 0.22
Fluxo de saliva em repouso < 0,1 mL/min >0,1 mL/min	Doentes com boca seca 54% 46%		Pacientes normais 4% 96%

A) Diminuição do fluxo salivar (Xerostomia clínica)
Diabetes Mellitus
Doença autoimune (Síndrome de Sjogren)
Medicamentos
Avanço da idade

B) Capacidade de tampão
Bicarbonato (principalmente)
Ureia
Proteínas ricas em arginina
Fosfatos
Estrogénio/Progesterona (terapia de substituição hormonal, contraceptivos orais)
Anidrase carbónica
Sialina
Proteína básica (alcalina)

C) Atividade antimicrobiana
Lactoferrina
Peroxidase
Histatinas
Fluoreto
Lisozima
IgA secretora
Cistatinas
Amilase
Proteínas ricas em prolina
Histatinas

D) Agregação e Eliminação de Micro-organismos Atividade Mucinas (MG2>MG1)
Proteínas ricas em prolina
Statherin
Lisozima
Lactoferrina
IgA secretora
Aglutinina da parótida

E) Inibição da desmineralização e promoção da remineralização (supersaturação de cálcio e fosfato)
Statherin
Histatinas
Proteínas ricas em prolina
Cistatinas
Mucinas

F) Bactérias cariogénicas
Streptococcus mutans
Streptococcus sobrinus
Lactobaccilus spp
Actinomicetos spp
Streptoccoccus mitis
Streptococcus oralis
Streptococcus gordoni
Streptococcus anginosus

G) Propriedades das bactérias cariogénicas
Transporte rápido de hidratos de carbono fermentáveis e conversão em ácido orgânico
Produzir polissacáridos extracelulares e intracelulares
Manter o metabolismo dos hidratos de carbono em condições adversas e de stress

TESTES DE ACTIVIDADE DE CÁRIE BASEADOS NA SALIVA

A avaliação dos factores causais na saliva de indivíduos em risco de cárie dentária pode abrir caminho para fazer recomendações que vão ao encontro das necessidades específicas do indivíduo. Existem muitos benefícios tanto para os pacientes como para os dentistas ao introduzir a análise da saliva como parte da filosofia da clínica. A clínica pode beneficiar de um diagnóstico melhorado, da deteção precoce de problemas, de uma melhor comunicação e motivação dos pacientes e de uma maior consciência dentária por parte dos pacientes. Os testes de atividade de cárie têm sido utilizados na investigação dentária há muitos anos e alguns testes foram adaptados para utilização de rotina no consultório dentário. Atualmente, não existe um teste ideal, embora os testes de atividade de cárie sejam um complemento valioso para a motivação do paciente num programa de controlo da placa bacteriana. A saliva é o principal componente da maioria dos testes de atividade de cárie, e ajuda na categorização dos pacientes em alta, média e baixa atividade de cárie. Alguns dos testes de atividade de cárie importantes são os seguintes:

A) TESTE DE CONTAGEM DE COLÓNIAS DE LACTOBACILOS:

- Este teste foi introduzido pela primeira vez por Hadley em 1933.
- Calcula o número de bactérias acidogénicas e acidúricas no
saliva do doente, contando o número de colónias que aparecem em placas de
ágar peptona de tomate (pH 5,0) após inoculação com uma amostra de saliva.
- O número total de colónias neste meio reflecte a proporção da flora acidúrica
na saliva.
- A contagem de placas de lactobacilos é um dos mais antigos testes de atividade
de cárie.
- Ajuda a classificar o paciente em grupos de atividade de cárie reduzida ou nula,
ligeira, moderada e acentuada através da saliva.
- O teste de contagem de lactobacilos pode ser utilizado para o planeamento de
intervalos de recordação, como ajuda educativa e mecanismo de monitorização
no aconselhamento dietético, para o planeamento do tratamento (por exemplo,
uma contagem elevada constante contra-indica ortodontia, pontes, implantes) e
para a identificação de um doente clinicamente comprometido (por exemplo,
uma contagem elevada constante ocorre na diabetes mellitus).

B) TESTE SNYDER:

• Atualmente, o teste mais conhecido é o teste de Snyder.

• O teste de Snyder mede a rapidez da formação de ácido quando uma amostra de saliva estimulada é inoculada em ágar glucose ajustado para pH 4,7 a 5 e com verde de bromocresol como indicador de cor.

• Indiretamente, o teste é também uma medida das bactérias acidogénicas e acidúricas.

• Classifica o paciente em grupos de atividade de cárie limitada, definida e marcada.

• O teste Snyder é simples, demora 24-48 horas e requer apenas equipamento simples; é necessária alguma formação e o custo é moderado. Utiliza uma amostra salivar que é fácil de obter.

• Este teste satisfaz algumas das caraterísticas do "teste ideal". Snyder e outros encontraram uma correlação elevada entre o teste de produção de ácido de Snyder e o teste de contagem de lactobacilos em placa. Além disso, Snyder e outros encontraram uma correlação elevada entre a atividade clínica da cárie e os resultados positivos do teste de Snyder numa base de grupo. A melhor concordância foi entre um teste de Snyder negativo e a ausência de atividade de cárie.

• O interesse primário nos lactobacilos e nos estreptococos mutans nos testes de atividade da cárie resulta do facto de as condições conducentes à cárie estarem associadas a níveis elevados destes organismos na saliva. Existem também fortes indícios de que a associação dos lactobacilos e dos Streptococci mutans com o desenvolvimento de cáries está diretamente relacionada com o consumo de hidratos de carbono que, por sua vez, é um dos factores indispensáveis ao desenvolvimento de cáries.

• Embora estes testes microbianos salivares não sejam muito úteis para determinar a atividade futura da cárie individual, existem algumas indicações legítimas para os testes microbianos salivares. O sucesso das medidas quimioprofiláticas, como o verniz de clorexidina, pode ser monitorizado com precisão através destes testes. O cumprimento das recomendações dietéticas também pode ser controlado. Os testes microbianos salivares são também úteis na vigilância de doentes oligossialicos e xerostómicos. Quando as bandas fixas são utilizadas pelos ortodontistas, estes testes podem fornecer sinais de precaução. E, por último, a cooperação e a motivação de um indivíduo com cárie ativa para a adoção de medidas preventivas podem ser aumentadas se os resultados desses testes forem mostrados e o seu significado clínico explicado ao indivíduo.

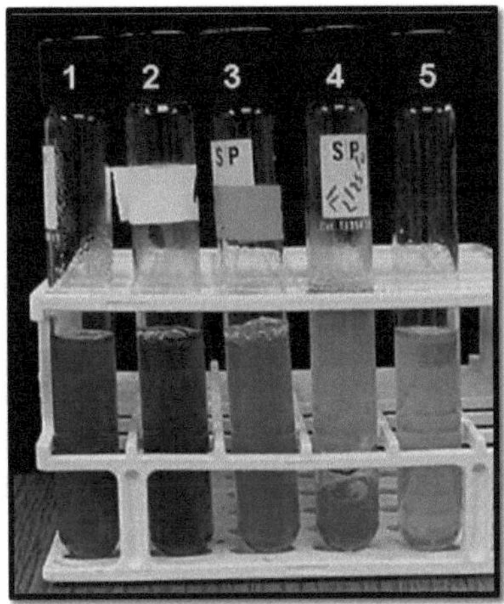

Tubo 1: Tubo Synder não inoculado
Tubo 2: A ausência de alteração de cor indica pouca ou nenhuma
suscetibilidade à formação de cáries dentárias
Tubo 3: Uma ligeira mudança de cor indica uma suscetibilidade ligeira à
formação de cáries dentárias
Tubo 4: Uma alteração significativa da cor indica uma suscetibilidade
moderada à formação de cáries dentárias
Tubo 5: A mudança completa de cor indica uma elevada suscetibilidade à
formação de dentes

C) TESTE DA REDUTASE:

•O teste mede a velocidade a que uma molécula indicadora, o diazoresorcinol, muda de azul para vermelho e para incolor ou leucoforma ao ser reduzida pela flora salivar mista.

•Rapp afirma que o teste "mede a atividade de uma única enzima, a redutase. Esta enzima está envolvida em algumas reacções muito definidas e limitantes na formação de produtos perigosos para a superfície do dente".

•Rapp afirmou que existe uma boa correlação entre os resultados deste teste e a experiência clínica com cáries.

•Outros investigadores concluíram que este teste não produzia resultados exactos e não tinha valor diagnóstico, mas foi comunicada uma correlação entre a atividade da redutase e o número de anaeróbios salivares.

•Os adultos sem cáries apresentam pontuações baixas ou negativas no teste da redutase.

•Foi proposto que este teste é antes uma medida do estado de higiene oral do indivíduo. Os resultados do teste variam com o tempo após a ingestão de alimentos e após a escovagem.

D) ENSAIO DE CAPACIDADE TAMPÃO:

•A capacidade tampão pode ser quantificada utilizando um medidor de pH ou indicadores de cor.

•O teste mede o número de mililitros de ácido necessários para baixar o pH da saliva através de um intervalo de pH arbitrário, como de pH 7,0 para 6,0, ou a quantidade de ácido ou base necessária para levar os indicadores de cor aos seus pontos finais.

•Existe uma relação inversa entre a capacidade de tamponamento da saliva e a atividade de cárie.

•A saliva de indivíduos cuja boca contém um número considerável de lesões cariosas tem frequentemente uma capacidade tampão ácida inferior à saliva daqueles que estão relativamente livres de cáries.

•Este teste, no entanto, não se correlaciona adequadamente com a atividade da cárie.

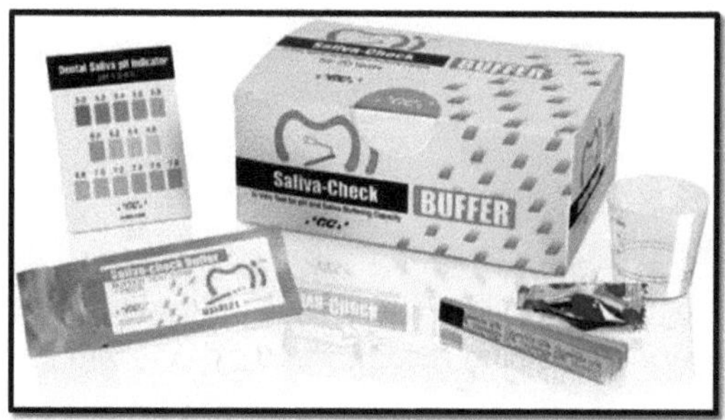

Fig: Kit tampão Saliva Check (GC America)

O Saliva-Check BUFFER consiste em cinco passos que medem vários aspectos da saliva em repouso e estimulada:

PASSO 1: Medir o caudal de saliva em repouso e atribuir uma categoria de risco. O lábio inferior é evertido e suavemente enxugado com um pedaço de gaze. O médico observa o aspeto das gotículas de saliva à medida que são estimuladas a partir das glândulas salivares menores. A categoria de risco é medida em relação à taxa normal de produção salivar: 30 a 60 segundos.

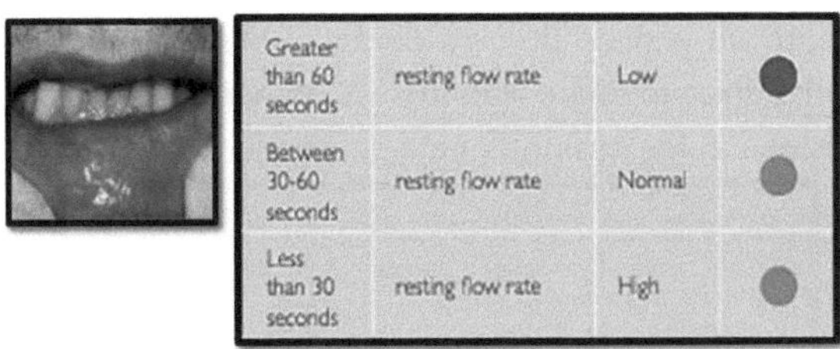

PASSO 2: Medir a viscosidade da saliva em repouso. A saliva normal, saudável e não estimulada é aquosa e clara. Se a saliva não estimulada parecer espumosa, borbulhante ou pegajosa, isso pode ser uma indicação de que o conteúdo de água é baixo devido à taxa de produção.

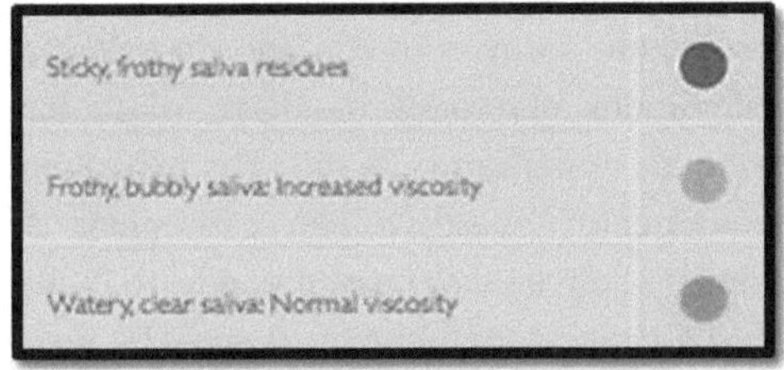

PASSO 3: Medir o pH em repouso da saliva não estimulada. O paciente é instruído a expetorar a saliva acumulada para um copo de recolha. Uma tira de teste de pH é então colocada na amostra durante 10 segundos. Os testes de saliva altamente ácida têm um pH entre 5,0 e 5,8, enquanto os testes de saliva moderadamente ácida têm um pH entre 6,0 e 6,6 e os testes de saliva saudável têm um pH entre 6,8 e 7,8.

A saliva ácida cria potencialmente um desafio ácido que pode resultar na desmineralização da estrutura dentária que a saliva não consegue compensar.

PASSO 4: Medir o fluxo estimulado. A saliva estimulada é derivada principalmente da glândula parótida em resposta a uma variedade de estímulos.

O fluxo estimulado é crucial para eliminar os ácidos da nossa dieta, a placa dentária e os ácidos gástricos. Para testar o fluxo estimulado, o doente é instruído a mastigar um pedaço de cera durante 30 segundos e a expetorar para um copo de recolha durante cinco minutos. A quantidade de saliva estimulada é medida em mililitros e é-lhe atribuída uma categoria de risco.

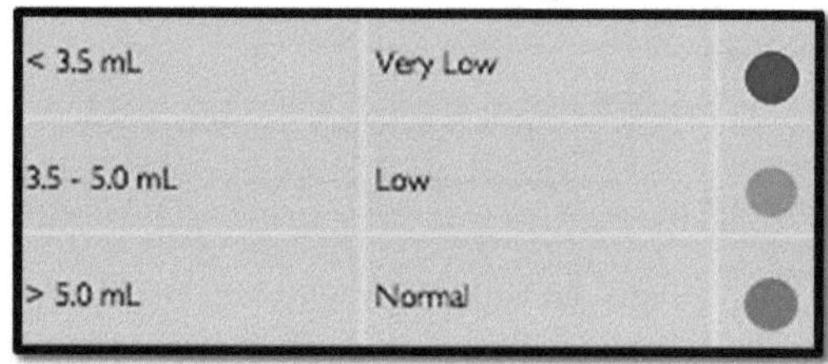

PASSO 5: Medir a capacidade de tamponamento da saliva estimulada. A capacidade de tamponamento fornece uma visão da eficácia da capacidade da saliva para neutralizar ácidos derivados da dieta, placa bacteriana ou ácidos gástricos. Um componente importante da saliva é o bicarbonato devido à sua capacidade de tamponamento. A saliva não estimulada é muito pobre em bicarbonato, enquanto a saliva estimulada pode ter até 60 vezes mais bicarbonato. Para testar a capacidade tampão, remover a tira de teste de tampão e pipetar saliva do copo de colheita estimulada para as almofadas de teste sem saturar demasiado as almofadas. Deixar a amostra repousar durante 2 minutos e, em seguida, alinhar a tira de teste com a tabela interpretativa.

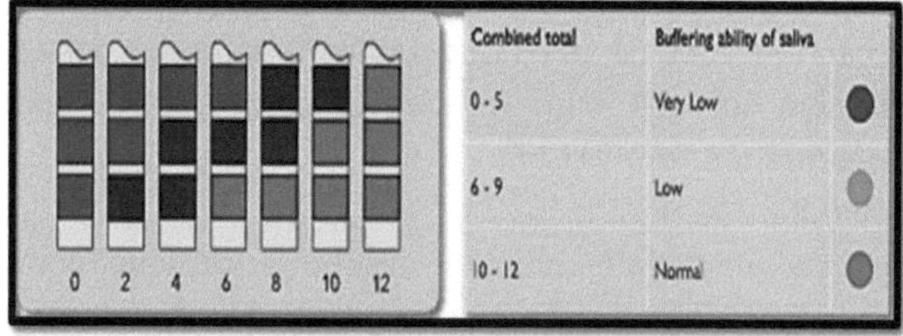

E)ENSAIO DE DISSOLUÇÃO DE CÁLCIO DE FOSDICK:

• O teste mede os miligramas de esmalte em pó dissolvidos em 4 horas pelo ácido formado quando a saliva do paciente é misturada com glucose e esmalte em pó.

• Em estudos limitados, a correlação é considerada boa. O tempo necessário é de

4 horas.

•No entanto, este teste não é simples, o equipamento é complexo, o pessoal tem de ser formado e o custo é elevado.

F) S. MUTANS:

•O teste categoriza as amostras salivares com base na capacidade de S. mutans aderir a superfícies de vidro quando cultivadas em caldo contendo sacarose. Este método é potencialmente útil para o manuseamento de muitas amostras na prática preventiva e em estudos epidemiológicos devido à sua simplicidade.

G) S. MUTANS MÉTODOS DE DIP-SLIDE:

•Estes testes (Dentocult SM, Orion Diagnostica; Cariesscreen SM, Apo diagnostics) classificam as amostras salivares de acordo com as estimativas de colónias de S mutans que crescem em ágar mitis-salivarius modificado.

A utilização da saliva para identificar indivíduos com doenças e para acompanhar a evolução do indivíduo afetado tem atraído a atenção de numerosos investigadores. O seu método de recolha não invasivo, a sua simplicidade e a sua relação custo-eficácia fazem dela uma ferramenta útil para o dentista.

IMPLICAÇÕES DA SALIVA NA DENTISTERIA DE RESTAURAÇÃO

Os dentistas, durante a sua prática clínica, utilizam rotineiramente inúmeros materiais dentários de restauração. A boca com saliva e microflora inerente é particularmente assustadora para os materiais de restauração, uma vez que a contaminação destes materiais com saliva pode afetar as suas propriedades.

CORROSÃO:

A corrosão é um processo químico ou eletroquímico em que um metal é atacado por agentes naturais, resultando na sua dissolução ou deterioração parcial ou total. A mancha é frequentemente o precursor da corrosão.

A água, o oxigénio e os iões de cloro presentes na saliva contribuem para o ataque de corrosão.

Várias soluções ácidas, como os ácidos fosfórico, lático e acético, frequentemente presentes na cavidade oral, em concentrações e pH adequados, podem promover a corrosão.

➢ **Corrosão eletroquímica/ electrolítica:**

• É também designada por corrosão húmida, uma vez que ocorre na presença de água ou de outros electrólitos fluidos.

• Apenas este tipo de corrosão ocorre na cavidade oral, onde o **eletrólito é a saliva**.

• O processo de corrosão eletroquímica só pode continuar quando existe um caminho para o transporte de electrões, ou seja, uma corrente eléctrica.

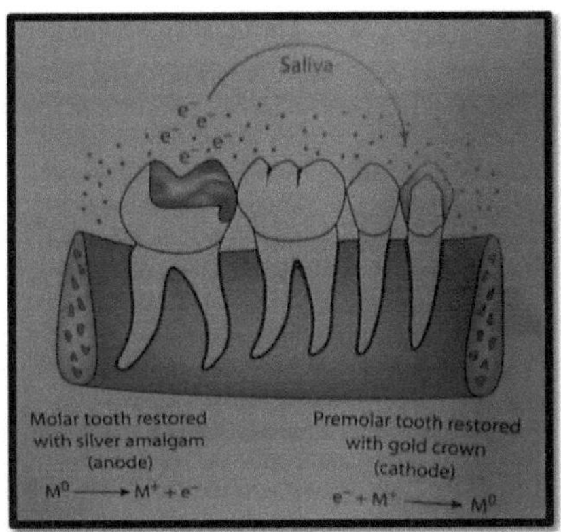

Quando dois metais/ligas dissimilares estão presentes na cavidade oral, actuam como ânodo (por exemplo, restauração de amálgama de prata à esquerda) e cátodo (restauração de liga de ouro à direita), sendo o eletrólito a saliva, e causam corrosão eletroquímica.

• O eletrólito é o meio que transporta os iões para fora do ânodo, que são depois absorvidos pelo cátodo.

• Também transporta os produtos de corrosão formados no cátodo.

• No ambiente oral, a saliva, juntamente com o seu sal, é um eletrólito fraco.

• Muitos tipos de corrosão eletroquímica ocorrem no ambiente oral. Isto depende das concentrações dos componentes da saliva, do seu pH, da tensão superficial e da capacidade de tamponamento.

ADESÃO:

A adesão entre duas substâncias depende de uma série de factores, tais como o tipo de superfície do substrato, a energia da superfície, a presença de impurezas na superfície e a viscosidade do adesivo.

A falha da ligação pode ocorrer em qualquer uma das três interfaces, nomeadamente, no interior do substrato, na interface entre o substrato e o adesivo, e numa combinação dos dois.

A contaminação da superfície de corte com saliva e outros fluidos orais é um dos factores que afecta a adesão. Uma vez que os componentes inorgânicos da estrutura dentária têm uma maior afinidade por estes fluidos, é essencial um isolamento adequado para uma adesão óptima.

EFEITO DA SALIVA EM DIFERENTES MATERIAIS

A) AMALGAM:

A amálgama é um dos materiais mais antigos utilizados em medicina dentária, para restaurar uma lesão cariosa. A amálgama dentária é uma liga feita pela mistura de mercúrio com a liga de prata-estanho, à qual são adicionadas quantidades variáveis de cobre e uma pequena quantidade de zinco.

• A maioria das amálgamas, quando manipuladas corretamente, apresentam alterações dimensionais mínimas após 24 horas. No entanto, certas ligas de amálgama com baixo teor de cobre ou alto teor de cobre que são contaminadas pela humidade durante a manipulação resultam numa **expansão retardada ou secundária**, ou seja, a expansão ocorre 3-5 dias após a inserção e continua durante meses.

• Este tipo de expansão pode atingir valores superiores a 400μm (4%). Na expansão retardada, o zinco reage com a água formando óxido de zinco e gases de hidrogénio. Estes gases de hidrogénio acumulam-se no interior da amálgama, exercendo pressão suficiente para fazer com que a amálgama se deforme, resultando na expansão.

$$Zn + H\,O_2 \rightarrow ZnO + H_2$$

• A contaminação deve ocorrer durante a manipulação (condensação e trituração) para que ocorra a expansão. A contaminação pode ser provocada pela humidade da seringa de ar ou pelo contacto direto com a saliva.

B)VERNIZ PARA CAVIDADES:

O verniz para cavidades é uma solução de resina natural (copal) ou sintética (celulose nitrada) dissolvida num solvente orgânico como o álcool, a acetona e o benzeno.

•Regra geral, os liners podem ser revestidos em todas as superfícies do preparo cavitário, exceto nas proximidades das margens das superfícies cavitárias (margens externas da cavidade), a fim de evitar que os liners se dissolvam na saliva e, assim, provoquem microinfiltrações.

•A única exceção a esta regra é o verniz cavitário, que pode ser revestido mesmo nas margens da superfície cavitária, uma vez que tem uma melhor resistência à dissolução pela saliva.

C) CIMENTO SILICATADO

Embora não seja utilizado atualmente, o cimento de silicato é o mais antigo dos materiais de coloração direta dos dentes. Foi introduzido por Fletcher em 1873. É solúvel na saliva, especialmente em condições ácidas.

D) POLÍMEROS INTELIGENTES-

Os polímeros inteligentes são polímeros que apresentam diferentes tipos de respostas a estímulos ambientais e são reversíveis quando os estímulos são removidos. São também conhecidos como polímeros inteligentes ou polímeros sensíveis ao ambiente.

Exemplos de materiais inteligentes em medicina dentária incluem ionómeros de vidro, compósitos inteligentes contendo fosfato de cálcio amorfo, como a liga de níquel-titânio.

1) CIMENTO DE IONÓMERO DE VIDRO

Foi inicialmente descrito por Wilson & Kent em 1972. Como o nome sugere, é uma combinação de partículas de pó de vidro e poliácidos, que formam ligações iónicas com a estrutura dentária. O GIC é uma combinação do pó dos cimentos de silicato com o líquido dos policarboxilatos, daí o nome "ácido poliacrílico de alumina-silicato (ASPA)".

•Os ionómeros de vidro são materiais inteligentes devido à sua libertação/absorção de flúor em função do pH e da presença de iões de flúor na saliva.

•A **baixa libertação de flúor a longo prazo** é atribuída ao processo de difusão de equilíbrio. Na presença de água, os iões F migram do cimento para a saliva circundante, de onde podem ser absorvidos pela estrutura dentária adjacente e acumular-se no complexo película-placa. Este movimento de iões F para fora do cimento irá criar um desequilíbrio eletrolítico na superfície da restauração.

•Por outro lado, quando a concentração de flúor na saliva e na placa bacteriana é suficientemente elevada, o excesso de flúor pode ser incorporado de novo no GIC. Por isso, diz-se que o GIC actua como um reservatório de flúor.

•Isto restabelecerá o equilíbrio eletrolítico, devolvendo assim o material ao estado equilibrado.

•Um dos factores que afectam a durabilidade da restauração GIC é o pH da saliva - quanto mais ácido for o pH, maior será a taxa de desgaste.

2) COMPÓSITOS INTELIGENTES-

Quando o pH da saliva desce abaixo do nível crítico, o ACP nos compósitos inteligentes converte-se em hidroxiapatite (HA) e precipita em segundos, evitando assim a desmineralização da estrutura dentária na proximidade imediata do material.

E)COMPOMER-

Os compómeros, também conhecidos como resinas compostas modificadas com poliácidos, surgiram no final dos anos 90 e são descritos como uma combinação de compósitos e ionómeros de vidro, oferecendo vantagens de ambos. Sofrem uma reação ácido-base na presença de saliva.

F)SELANTES DE FOSSAS E FISSURAS-

Gordon definiu um selante de fissuras como um material aplicado na superfície oclusal dos dentes com o objetivo de obliterar as fissuras oclusais e remover o ambiente abrigado no qual as cáries se podem desenvolver.

•O campo operatório deve estar obrigatoriamente seco à volta dos dentes a selar, uma vez que os selantes, sendo resinas, são hidrofóbicos.

•Assim, a presença de saliva no campo operatório interpõe uma barreira entre o dente a selar e o selante.

Para obter o máximo de vantagens dos materiais utilizados, deve ser efectuado um bom isolamento do campo operatório.

O dique de borracha é a escolha ideal para manter um campo de funcionamento absolutamente livre de humidade.

Uma combinação de rolos de algodão, evacuador de grande volume, ejectores de saliva e almofadas absorventes também pode ser utilizada com êxito na ausência de dique de borracha para um isolamento de curta duração.

RECOLHA DE SALIVA

Na prática clínica, a medição da saliva (sialometria) está particularmente indicada:

1. Como parte do exame inicial de um novo paciente a ser tratado de cáries dentárias.

2. Durante a avaliação do tratamento preventivo e restaurador da cárie dentária, para avaliar o modo como o tratamento global afectou a saúde oral.

3. Em pacientes idosos que tomam medicação regular e/ou têm superfícies radiculares expostas.

4. No âmbito dos procedimentos de investigação de suspeitas de hipossalivação associadas, por exemplo, à utilização regular de medicamentos com efeitos depressivos sistémicos sobre o fluxo salivar, à síndrome de Sjogrens e a outras doenças, ou à irradiação da região da cabeça e do pescoço.

Existem técnicas não invasivas e indolores para colher amostras não só da saliva total, mas também da saliva de cada uma das glândulas salivares maiores e menores. Na maioria dos casos, a saliva total é obtida como um bom indicador da secura da boca total.

Considerando que a doença numa glândula salivar principal pode frequentemente ser diagnosticada a partir de secreções recolhidas diretamente da glândula.

Para obter o SSR médio, a amostragem deve ser repetida pelo menos uma vez.

A saliva total pode ser recolhida e medida através de uma variedade de técnicas volumétricas e gravimétricas: drenagem (baba), cuspo, sucção e zaragatoa. O método volumétrico é principalmente efectuado através da combinação das técnicas de baba e cuspo. Dispositivos de medição: sialómetro ou qualquer cilindro de medição finamente calibrado,
o sialómetro é um dispositivo reutilizável especialmente construído que permite a recolha de saliva em repouso e estimulada num único recipiente.

Instruções para a medição padronizada da taxa de secreção de saliva:

• O doente não deve comer ou beber (exceto água) durante pelo menos 1 hora antes da colheita.

• A saliva deve, se possível, ser colhida à mesma hora do dia, do mesmo indivíduo.

• O doente não deve fumar nem submeter-se a grande esforço físico antes da colheita.

• Recomenda-se um período de pré-amostragem (1 minuto).

• Deve ser utilizado um tempo de recolha fixo (5 minutos para a saliva estimulada e 15 a 20 minutos para a saliva não estimulada).

• O doente deve sentar-se numa posição relaxada numa cadeira normal, não na cadeira de cirurgia dentária.

• Devem ser tidas em conta as doenças agudas, as doenças crónicas e a influência da medicação. Se estiverem planeados testes microbiológicos, a colheita de amostras deve ser adiada por 2 semanas após um curso de antibióticos.

•Se estiverem previstas análises químicas da saliva, as amostras com sangue visível devem ser rejeitadas.

1. Medição da SSR total estimulada:

•O doente é instruído a mastigar um pedaço de 1 g de parafina durante 1 minuto para a amolecer e, em seguida, engolir ou cuspir toda a saliva. Em seguida, o doente mastiga o bolo de parafina amolecida durante um determinado período de tempo (5 minutos), cuspindo a saliva para a proveta graduada. A espuma pode ser evitada ou reduzida utilizando um copo com gelo ou adicionando uma gota de octanol.

•Em alternativa à estimulação mecânica acima mencionada através da mastigação, a saliva pode ser estimulada quimicamente através de uma solução de ácido cítrico a 2%, aplicada na superfície laterodorsal da língua em intervalos de 30 segundos, durante 2 minutos. O doente cospe então a saliva para o recipiente recetor. O procedimento é repetido mais duas vezes, para um tempo total de recolha de 6 minutos.

•A taxa de secreção é calculada em mililitros por minuto.

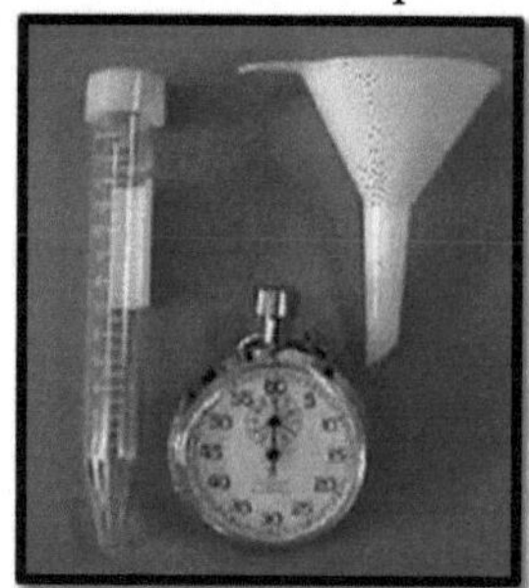

Materiais necessários:
-um pedaço de parafina para mastigar para estimular a secreção de saliva
-Tubo de ensaio graduado   ou um copo medidor
-um funil
-um tempo

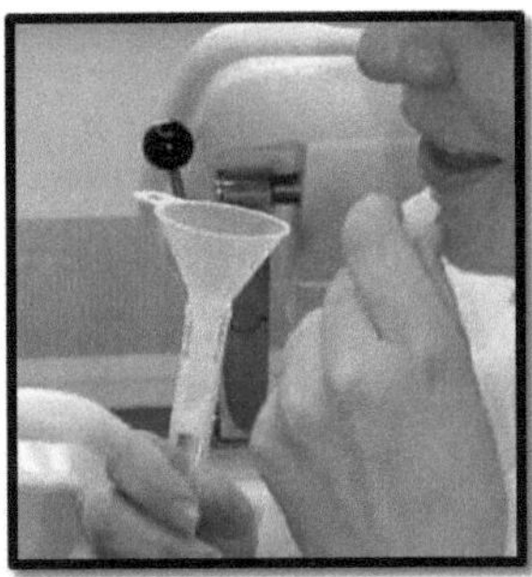

Fig: O doente mastiga parafina

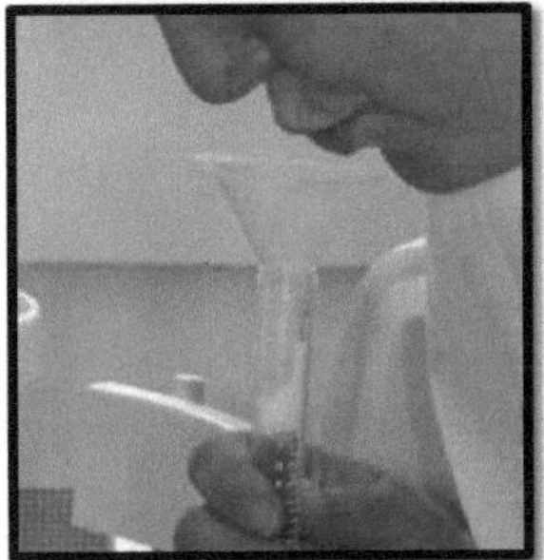

Fig: Saliva recolhida

2. Medição da SSR não estimulada (em repouso)

•É impossível recolher amostras de saliva em "repouso", porque a SSR é sempre influenciada por algum tipo de estímulo durante a consciência.

• No entanto, uma amostra recolhida por baba passiva, sem qualquer estimulação física ou química deliberada, é mais fiável do que a saliva estimulada como indicador de redução da SSR e hipossalivação.

•Quando a secreção em repouso é recolhida, o doente é instruído para se sentar numa posição relaxada, com os cotovelos apoiados nos joelhos e a cabeça baixada entre os braços, a chamada posição de cocheiro.

•Esta posição também é boa para a recolha de saliva estimulada. Devem ser evitados movimentos ligeiros da língua, das bochechas, dos maxilares ou dos lábios.

• Os lábios estão apenas ligeiramente afastados e o doente deixa a saliva escorrer passivamente pelo lábio inferior para a proveta, evitando cuspir ativamente.

•Para adultos saudáveis, a SSR em repouso deve exceder 0,1 ml/min. Em doentes com suspeita de hipossalivação, o período de amostragem deve ser de 15 minutos, para evitar desvios causados por flutuações na SSR.

•Para maior clareza, os resultados devem ser expressos em mililitros por minuto e em mililitros por 15 minutos.

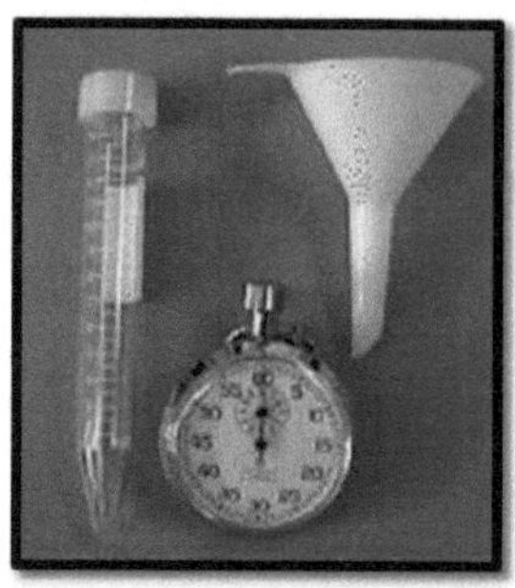

Fig: Materiais necessários:

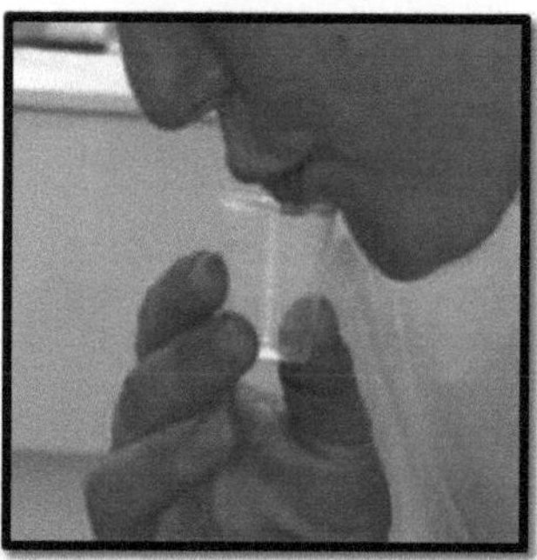

Fig: Recolha de saliva

•tubo de ensaio graduado ou um copo medidor
•um funil
•um relógio ou temporizador

3. Medição da SSR das glândulas salivares principais.

Saliva da parótida:

•É geralmente obtido num coletor Carlson-Crittenden modificado, de duas câmaras.

•A câmara interna é colocada sobre o orifício do ducto de Stensen; a câmara externa está ligada, através de um tubo fino, a um bolbo de borracha que, quando comprimido, cria uma ligeira pressão negativa e permite que o dispositivo adira à mucosa circundante.

•Este dispositivo permite a recolha de saliva parotídea pura de forma não invasiva.

Saliva submandibular:

•A região dos ductos de Wharton é isolada com gaze e os orifícios dos ductos de Stensen são cobertos.

•A saliva, em repouso ou estimulada, recolhida durante um período de tempo conhecido é aspirada com uma micropipeta de plástico.

•O caudal é expresso em mililitros por minuto por par de glândulas submandibulares.

Saliva sublingual:

•A região dos ductos de Stensen é isolada com gaze e os orifícios dos ductos de Wharton são cobertos.

•A saliva, em repouso ou estimulada, recolhida durante um período de tempo conhecido é aspirada com uma micropipeta de plástico.

•O caudal é expresso em mililitros por minuto por par de glândulas sublinguais.

4. Medição da SSR das glândulas salivares menores

•A saliva pode ser obtida a partir das glândulas salivares menores do lábio inferior ou do palato.

•As glândulas menores são secas e isoladas com gaze ou rolos de algodão.

• Para a saliva em repouso, o fluido que está presente no orifício de uma ou mais destas glândulas após 2 minutos é adsorvido em tiras de filtro (Perio-

Paper).

•O volume de fluido em cada tira é lido eletronicamente num dispositivo especial (Periotron).

• Para estimular a saliva da glândula menor, uma solução de ácido cítrico a 2%, aplicada na superfície laterodorsal da língua em intervalos de 30 segundos, durante 2 minutos.

• Os resultados são expressos em microlitros por minuto (como o número de glândulas e a área amostrada variam, a SSR é semiquantitativa).

A SALIVA - UM INSTRUMENTO DE DIAGNÓSTICO

A análise do sangue, a amostra mais frequente em química clínica, tem dois objectivos: em primeiro lugar, identificar indivíduos com doença e, em segundo lugar, acompanhar a evolução do indivíduo afetado sob tratamento médico. Uma utilização semelhante foi prevista para as secreções salivares. A utilização da saliva para fins de diagnóstico tem atraído a atenção de numerosos investigadores devido à sua natureza não invasiva e à relativa simplicidade da sua recolha. A saliva não é um dos fluidos corporais mais populares. Falta-lhe o drama do sangue, a sinceridade do suor e o apelo emocional das lágrimas. Apesar da ausência de carisma, um número crescente de internistas, pediatras, farmacologistas, patologistas clínicos e forenses, endocrinologistas, imunologistas, psicólogos e dentistas estão a descobrir que a saliva fornece um meio de diagnóstico facilmente disponível e não invasivo para uma gama cada vez maior de doenças e situações clínicas. As aplicações clínicas da saliva vão desde o campo forense à monitorização de medicamentos e ao diagnóstico de doenças sistémicas e locais.

Vantagens da saliva como fluido de diagnóstico

1. Diagnóstico não invasivo de doenças e monitorização do estado geral de saúde.
2. Indolor, o paciente não sofre qualquer desconforto e tem pouca ansiedade durante o processo de recolha.
3. Simples na recolha com um modesto assistente formado e aplicável em zonas remotas.
4. Tecnologia relativamente barata em comparação com outros ensaios.
5. Aplicabilidade económica para o rastreio de uma grande população.
6. Pode ser utilizado para estudar populações especiais em que a colheita de sangue constitui um problema, por exemplo, crianças, doentes ansiosos, deficientes ou idosos.
7. Conveniente para a amostragem múltipla.
8. Mais seguro para os profissionais de saúde do que as análises ao sangue.
9. Em comparação com o sangue e a urina, a saliva é também mais barata de armazenar e enviar.
10. Além disso, a saliva não coagula e pode ser manipulada mais facilmente do

que o sangue.

Limitações

1. Os níveis de certos marcadores na saliva nem sempre são um reflexo fiável dos níveis desses marcadores no soro.

2. A composição salivar pode ser influenciada pelo método de recolha e pelo grau de estimulação do fluxo salivar.

3. As alterações do débito salivar podem afetar a concentração dos marcadores salivares e também a sua disponibilidade devido a alterações do pH salivar.

4. A variabilidade do caudal salivar é esperada entre indivíduos e no mesmo indivíduo sob diferentes condições.

5. Além disso, muitos marcadores séricos podem atingir a saliva inteira de uma forma imprevisível (ou seja, fluxo de fluido crevicular gengival e através de feridas orais). Estes parâmetros afectarão a utilidade diagnóstica de muitos constituintes salivares.

6. Além disso, certas doenças sistémicas, numerosos medicamentos e radiações podem afetar a função das glândulas salivares e, consequentemente, a quantidade e a composição da saliva.

7. A saliva total também contém enzimas proteolíticas derivadas do hospedeiro e de microrganismos orais. Estas enzimas podem afetar a estabilidade de certos marcadores de diagnóstico. Algumas moléculas são também degradadas durante a difusão intracelular na saliva.

Potenciais biomarcadores na saliva

O vasto espetro de moléculas presentes na saliva fornece informações valiosas para aplicações de diagnóstico clínico.

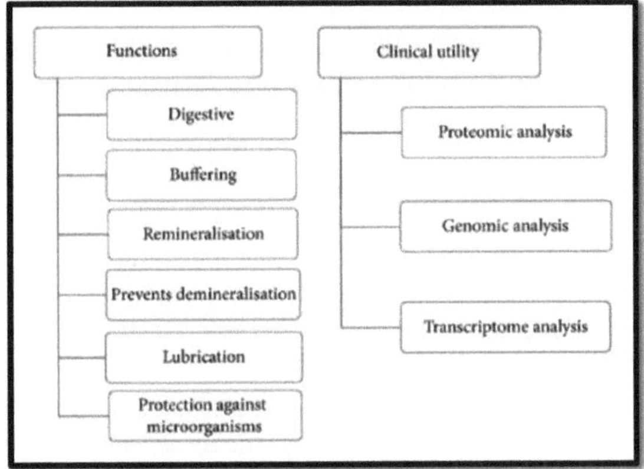

Fig Funções e utilidade clínica da saliva.

A saliva total é mais frequentemente utilizada para o diagnóstico de doenças sistémicas, uma vez que pode ser facilmente recolhida e contém a maioria dos constituintes do soro. O diagnóstico salivar pode ser utilizado para as seguintes doenças/condições.

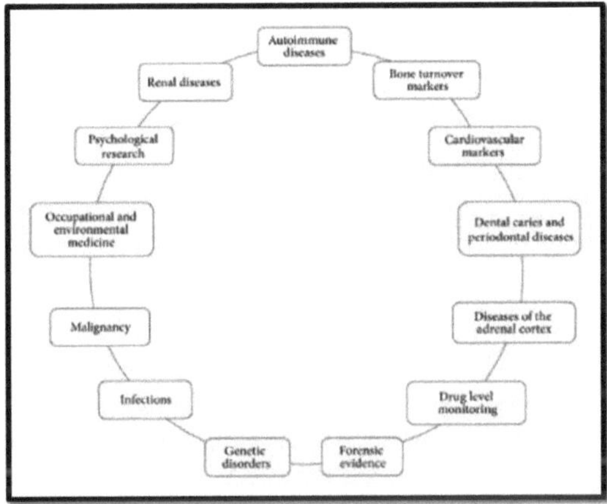

Fig :Diagnóstico salivar em várias doenças sistémicas

1. Doenças auto-imunes:

A) Síndrome de Sjogren (SS):

•É uma doença autoimune caracterizada pela redução da secreção das glândulas salivares e lacrimais e por perturbações endócrinas associadas.

•A sialoquímica oferece um grande valor no diagnóstico da SS. Um aumento dos níveis de imunoglobulinas, mediadores inflamatórios, albumina, sódio e cloreto e uma diminuição do nível de fosfato são indicativos de SS.
•A análise das proteínas salivares demonstrou um aumento dos níveis de lactoferrina, beta 2 microglobulina, lisozima C e cistatina C.

No entanto, os níveis de amilase salivar e anidrase carbónica diminuíram.

B)Esclerose múltipla:
•A esclerose múltipla (EM) é uma doença inflamatória caracterizada pela perda de mielina e por cicatrizes causadas pela destruição/falha das células produtoras de mielina pelo sistema imunitário.
•O diagnóstico salivar não revela qualquer alteração significativa na saliva dos doentes com esclerose múltipla, exceto uma redução na produção de IgA.

C)Sarcoidose:
•A sarcoidose é uma doença inflamatória dos gânglios linfáticos, pulmões, fígado, olhos, pele ou outros tecidos.
•O diagnóstico salivar demonstra uma diminuição do volume de secreção da saliva, bem como uma redução da atividade enzimática da alfa-amilase e da calicreína na maioria destes doentes.
•No entanto, não houve correlação entre a diminuição da atividade enzimática e o volume de secreção.

2. Marcadores de renovação óssea:
•A saliva pode ser utilizada no rastreio em massa de doenças ósseas metabólicas. A saliva humana foi analisada para deoxipiridínio (D-PYR) e osteocalcina (OC).
•Foram registadas correlações significativas entre a idade, o índice de massa corporal, o D-PYR ou a concentração de OC e as pontuações T do calcâneo.
•Isto sugere que a saliva pode ser utilizada como um fluido para o ensaio de biomarcadores humanos de renovação óssea.
•Scannapieco et al. observaram uma associação positiva entre a perda óssea alveolar e as concentrações salivares do fator de crescimento dos hepatócitos e da interleucina-1 beta.
•No entanto, verificou-se uma associação negativa entre a perda óssea alveolar e

a osteonectina salivar.

•O aumento dos níveis de atividade da fosfatase alcalina (ALP) na periodontite tem sido correlacionado com a perda óssea alveolar.

3. Doenças cardiovasculares:

•As síndromes coronárias agudas (SCA) referem-se a um grupo de síndromes clínicas que incluem o enfarte do miocárdio com elevação do segmento ST, o enfarte do miocárdio sem elevação do segmento ST e a angina instável.

•Caracteriza-se por placas ateroscleróticas que se rompem e causam sintomas clínicos que vão desde a dor no peito até ao enfarte agudo do miocárdio (EAM).

•A lesão endotelial é o evento-chave importante que inicia o processo aterosclerótico e a inflamação anda de mãos dadas com este processo.

•Os marcadores salivares de doenças cardiovasculares incluem a proteína C-reactiva (PCR), a mioglobina (MYO), a creatinina quinase banda miocárdica (CK-MB), as troponinas cardíacas (cTn) e a mieloperoxidase, que, quando utilizada em combinação com um ECG, mostra uma correlação positiva com os doentes com enfarte do miocárdio em comparação com controlos saudáveis.

•Os níveis salivares de MYO são significativamente mais elevados nas 48 horas após o início da dor torácica em pacientes com IAM. Para além disso, os níveis salivares de MYO estão correlacionados positivamente com as suas concentrações séricas.

•Embora a CK-MB e as troponinas sejam detectadas na saliva, têm uma fraca capacidade de diagnóstico.

•Num estudo realizado por Miller et al., verificaram que as concentrações salivares de PCR, TNF-α e MMP-9 eram significativamente mais elevadas em doentes com EAM e que as concentrações salivares se correlacionavam positivamente com as concentrações séricas.

•Além disso, os níveis salivares de mieloperoxidase também se mostraram elevados em pacientes com IAM.

•Estudos revelaram que a ICAM-1 solúvel salivar está significativamente elevada em pacientes com IAM, enquanto o ligante CD40 solúvel salivar é significativamente menor em pacientes com IAM.

•Foi demonstrado que o aumento dos níveis de lisozima salivar está associado à hipertensão, uma fase inicial das doenças cardiovasculares.

4. Cáries dentárias e doenças periodontais:

•A saliva também tem a sua utilidade no controlo do nível de bactérias orais.

•O aumento do número de Streptococcus mutans e lactobacilos na saliva tem sido associado a uma maior prevalência de cáries e cáries radiculares.

•As doenças periodontais têm sido associadas a níveis aumentados de aspartato aminotransferase (AST) e fosfatase alcalina (ALP).

•A AST salivar pode ser utilizada como um marcador para monitorizar a doença periodontal.

•Níveis mais baixos de ácido úrico e albumina na saliva foram associados a periodontite e diabetes.

•Isto pode ser atribuído ao stress oxidativo presente na cavidade oral durante estas condições.

•Em pacientes com diabetes mellitus tipo 2, a expressão salivar de pIgR, Arp 3, CA VI e IL-1Ra foi reduzida, enquanto PLS-2, LEI e cadeia IGJ pareciam estar aumentadas.

5. Doenças do Córtex Adrenal:

•As doenças do córtex suprarrenal podem ser divididas em hiperfunção e hipofunção da glândula.

•As síndromes adrenocorticais hiperfuncionais incluem o hiperaldosteronismo primário, a síndrome de Cushing e a síndrome adrenogenital.

•As síndromes hipofuncionais incluem a doença de Addison e o hipoaldosteronismo seletivo.

•A medição do cortisol salivar elevado ao fim da noite, normalmente entre as 23h00 e as 24h00, é uma ferramenta muito fiável para o diagnóstico da síndrome de Cushing.

•No entanto, as medições de cortisol salivar para o diagnóstico de insuficiência suprarrenal ainda não foram estabelecidas.

6. Monitorização do nível de fármacos:

•A saliva ganhou importância pela sua utilização na monitorização de medicamentos e na deteção de drogas ilícitas.

•A saliva é utilizada para detetar a presença de nicotina, canabinóides, cocaína, fenciclidina, opióides, barbitúricos, diazepinas, anfetaminas e etanol.

•Na monitorização do nível do fármaco, apenas a fração não ligada do fármaco no soro se difunde para a saliva e é detetável na saliva.

•A aplicação diagnóstica mais importante da saliva é a avaliação do consumo de drogas ilícitas.

•A droga aparece na saliva durante o mesmo período que o soro, pelo que a sua simples presença é satisfatória para efeitos forenses.

•Os níveis de nicotina salivar podem ser utilizados para monitorizar a exposição ao fumo do tabaco.

•Verificou-se que o principal metabolito da nicotina, a cotinina, presente na saliva, é indicativo de tabagismo ativo e passivo.

•A deteção rápida do consumo de drogas ilícitas também pode ser feita através da análise direta de metanfetamina, cocaína e 3,4- metilenodioximetanfetamina na saliva por uma matriz de silício poroso hidrofóbico.

•A natureza endógena do ácido γ-hidroxibutírico (GHB) no sangue e na urina tem colocado problemas ao toxicologista forense durante o abuso de drogas.

•A saliva é uma matriz biológica utilizada para a despistagem dos níveis de GHB, devido à sua facilidade de recolha não invasiva e à estabilidade da droga.

•Além disso, os valores do fármaco na saliva estão correlacionados com o seu nível no sangue.

7. Forense:

•A análise salivar tem sido amplamente utilizada para fins forenses.

•As amostras salivares podem ser facilmente obtidas a partir de copos, cigarros, produtos alimentares, envelopes e outras fontes.

•Uma grande maioria dos doentes segrega antigénios de grupos sanguíneos na saliva, que podem ser utilizados para a identificação de suspeitos de crimes e para processos judiciais de paternidade.

•O ADN é relativamente estável no estado seco, pelo que os testes de ADN podem ser efectuados a partir de amostras salivares. A identificação do ADN na saliva através de perfis genéticos pode ser útil em casos de abuso e assédio sexual.

•O ADN estranho tende a estar presente na saliva da vítima durante 60 minutos, constituindo um valioso elemento de prova forense.

8. Doenças genéticas:

A) Fibrose cística:

•A fibrose quística (FC) é uma doença geneticamente determinada que é causada por uma mutação no gene CFTR. A saliva é modificada nos doentes com FC.

•A proteína CFTR é expressa nas células epiteliais da glândula parótida, causando o envolvimento da glândula parótida.

•O nível de atividade da catepsina-D na saliva dos doentes com FC é significativamente mais elevado do que nos controlos saudáveis antes da estimulação da excreção com placas de parafina.

•Os valores das concentrações de sódio, potássio e cloreto foram significativamente superiores aos dos indivíduos saudáveis, o que torna a saliva um instrumento de diagnóstico da FC.

•A concentração salivar de cálcio, a concentração de magnésio e os níveis de desidrogenase láctica estavam aumentados nos doentes com FC quando comparados com controlos saudáveis.

B)Displasia ectodérmica:

•A forma mais comum de displasia ectodérmica é a displasia ectodérmica hipohidrótica ligada ao X (HED).

•Lexner et al. realizaram um estudo sobre o fluxo e a composição da saliva total em homens afectados por HED e em mulheres portadoras.

•Verificou que o fluxo de saliva total era reduzido e que a concentração de constituintes inorgânicos e de proteínas totais era elevada.

•No entanto, a atividade e a concentração da alfa-amilase na saliva foram reduzidas.

9. Infecções:

O diagnóstico de agentes patogénicos bacterianos e virais na saliva baseia-se num ensaio de combinação que mede tanto o anticorpo como o antigénio ou o anticorpo e o ácido nucleico.

A) Infecções virais:

•A principal vantagem dos testes de diagnóstico para vírus e bactérias é a identificação de um único alvo.

•O transudado da mucosa oral (TMO) que é obtido por esfregaço da mucosa bucal e da língua contém uma mistura de sIgA, IgG, IgM e uma fonte rica de anticorpos.

•Num estudo realizado por Oliveira et al., a IgM específica do vírus do sarampo foi detectada na saliva. Assim, a deteção de IgM salivar constitui um método não invasivo adequado para utilização clínica de rotina.

•O diagnóstico do VIH (vírus da imunodeficiência humana), que causa a SIDA, é possível através de ensaios de despistagem baseados em anticorpos.

•O teste de confirmação é um ensaio de anticorpos reactivos que pode ser um teste Western blot através do sangue ou da saliva ou uma reação em cadeia da polimerase através do sangue.

•Estes testes detectam os antigénios p24 e os anticorpos contra o VIH-1 e o VIH-2.

•Além disso, as secreções salivares contêm uma variedade de proteínas salivares que têm uma atividade anti-infecciosa eficaz.

•No entanto, a deteção do ARN viral torna-se difícil devido à diminuição da carga viral.

•O diagnóstico do vírus da hepatite passa, em primeiro lugar, pela deteção dos anticorpos

•O teste de confirmação da infeção pelo vírus da hepatite é um ensaio Western (immunoblot) combinado com um ensaio de carga viral baseado em ácidos nucleicos.

•Embora existam vários testes deste tipo, nenhum se revelou eficaz com uma amostra de saliva.

•Foram concebidos testes de diagnóstico salivares para a deteção do vírus do papiloma humano através da reação em cadeia da polimerase.

B) Infecções bacterianas:

•A deteção do Mycobacterium tuberculosis na saliva é feita por reação em cadeia da polimerase durante a fase aguda da doença, quando a carga bacteriana é elevada.

•A Helicobacter pylori (H. pylori) é uma bactéria Gram-negativa, microaerofílica, que desempenha um papel importante na ecologia natural do estômago.

•Encontra-se em doentes com gastrite crónica e úlceras gástricas.

A H. pylori liga-se às mucinas salivares MUC-5B e MUC 7 segregadas pelas células acinares mucosas e serosas das glândulas salivares seromucosas, respetivamente.

•Níveis mais elevados de MUC-5B e MUC 7 salivares poderiam ser utilizados como um indicador de infeção por H. pylori.

C) Infecções fúngicas:

•O diagnóstico salivar também pode ser utilizado para a deteção de fungos orais. A análise da contagem de fungos salivares fornece informações valiosas em casos de candidíase oral.

•As alterações nas proteínas salivares, como as imunoglobulinas, Hsp70, calprotectina, histatinas, mucinas, proteínas básicas ricas em prolina e peroxidases também têm um valor diagnóstico importante nestes casos.

10. Malignidade:

•Os níveis de ARNm para proteínas específicas estão elevados na saliva de doentes com cancro da cabeça e do pescoço.

•Os anticorpos p53 podem ser detectados na saliva de pacientes diagnosticados com carcinoma espinocelular (CEC) oral, podendo assim ajudar na deteção precoce e no rastreio deste tumor.

•Verificou-se que níveis elevados de defensina-1 salivar eram indicativos da presença de CEC oral.

•O CA 125 é um marcador tumoral do cancro. Foram detectados níveis salivares elevados de CA 125 em pacientes com cancro da mama não tratado do que em controlos saudáveis e pacientes que foram tratados para o cancro da mama.

11. Diagnóstico da doença oral com relevância para as doenças sistémicas:

•Algumas doenças sistémicas afectam as glândulas salivares direta ou indiretamente, podendo influenciar a quantidade e a qualidade da saliva.

•As alterações quantitativas da saliva podem ser o resultado de medicamentos.

•Pelo menos 400 medicamentos podem induzir xerostomia. A redução do fluxo salivar pode levar a cáries dentárias progressivas, infecções fúngicas, dor oral e disfagia.

•As alterações qualitativas da composição salivar podem também fornecer informações de diagnóstico relativas a problemas orais.

•Foram detectados níveis aumentados de albumina na saliva total em doentes que receberam quimioterapia e que posteriormente desenvolveram estomatite.

•Prevê-se que, com o proteoma salivar humano disponível, se possa começar a examinar a síndrome de Sjogren, a osteoporose, a artrite reumatoide, a diabetes e os cancros.

12. Medicina do Trabalho e do Ambiente:

•Os biomarcadores salivares desempenham um papel no diagnóstico do stress profissional e do envenenamento por toxinas de metais pesados.

•Os biomarcadores salivares associados ao stress profissional são classificados em dois tipos: O stress crónico está associado a um aumento dos níveis de cortisol salivar e a uma diminuição dos níveis de IgA e lisozima salivares.

•A cromogranina (Cg)A e a alfa-amilase da saliva são marcadores de stress agudo.

•As toxinas profissionais, como o chumbo e o cádmio, também podem ser analisadas a partir da saliva.

•A concentração de cádmio na saliva é mais elevada do que no sangue.

•Mas o nível de chumbo salivar em análise é limitado a níveis mais elevados de envenenamento por exposição ao chumbo.

13. Investigação psicológica:

•Os indivíduos com stress e dor são monitorizados quanto a alterações nos biomarcadores salivares, uma vez que a colheita de sangue destes indivíduos pode induzir mais stress e dor.

•Os biomarcadores salivares identificados são a amilase salivar, a substância P, a IgA secretora, o cortisol e a lisozima.

•Verifica-se um aumento do nível de amilase salivar e uma diminuição dos níveis de IgA secretora em condições de stress psicológico.

•Também foi observado um aumento dos níveis da proteína de defesa imunitária salivar chaperone Hsp 70.

•Os níveis de testosterona salivar têm sido correlacionados com o comportamento agressivo e as actividades atléticas.

14. Doenças renais

•Os vários marcadores salivares associados à doença renal em fase terminal incluíam nitrito, pH, sódio, cloreto, ácido úrico, cortisol, alfa-amilase e lactoferrina.

•O fosfato salivar tem sido amplamente utilizado como um biomarcador clínico para a hiperfosfatemia.

•Estes níveis têm-se correlacionado bem com a creatinina sérica e a taxa de filtração glomerular.

•Assim, o fosfato salivar pode servir como um marcador superior aos níveis de fosfato sérico para o diagnóstico de doença cardíaca e insuficiência renal crónica.

Embora o sangue continue a ser o padrão de ouro para o diagnóstico de doenças e medicamentos, a saliva oferece uma alternativa ao soro como fluido biológico para fins de diagnóstico. Os componentes da saliva actuam como um espelho da saúde do corpo, e o uso generalizado e a crescente aceitação da saliva como ferramenta de diagnóstico está a ajudar indivíduos, investigadores, profissionais de saúde e programas de saúde comunitários a detetar e monitorizar melhor as doenças e a melhorar a saúde geral do público.

AVALIAÇÃO DAS GLÂNDULAS SALIVARES

Os sintomas indicativos de doenças das glândulas salivares são limitados em número e geralmente inespecíficos. Os doentes queixam-se normalmente de inchaço, dor, xerostomia, gosto desagradável e, por vezes, sialorreia ou salivação excessiva. Apesar da prevalência da tecnologia moderna na identificação das perturbações das glândulas salivares, uma história detalhada e um exame físico minucioso continuam a desempenhar um papel importante no diagnóstico clínico do doente, pelo que se deve ter muito cuidado durante estes passos iniciais de avaliação.

História:

Ao recolher o historial do doente, são necessárias as capacidades de escuta atenta e de paciência para o diagnóstico subsequente e para o tratamento adequado que melhor se adapte às expectativas e necessidades do doente. O perfil médico do doente pode fornecer pistas úteis sobre o estado atual das glândulas salivares, uma vez que a disfunção destas glândulas está frequentemente associada a determinadas doenças sistémicas, como a diabetes mellitus, a arteriosclerose, os desequilíbrios hormonais e as doenças neurológicas. A xerostomia ou a sialorreia, por exemplo, podem ser devidas a factores que afectam o centro salivar medular, a via de saída autonómica, a função da glândula salivar propriamente dita ou o equilíbrio de fluidos e electrólitos. Os factores faixa etária e sexo também são importantes, pois várias doenças estão frequentemente relacionadas com a idade ou o sexo. A doença autoimune conhecida como síndrome de Sjögren, por exemplo, é comum em mulheres na menopausa, enquanto a papeira, inchaço da parótida devido a uma infeção paramixoviral, ocorre normalmente em crianças entre os 4 e os 10 anos de idade. A história medicamentosa do doente também deve ser considerada, uma vez que a função salivar é frequentemente afetada pelo uso de medicamentos. A xerostomia é frequentemente devida à utilização de diuréticos e outros medicamentos anti-hipertensivos. Deve obter-se um historial alimentar e nutricional cuidadoso. Os doentes que sofrem de desidratação crónica devido a bulimia ou anorexia ou durante a quimioterapia correm o risco de sofrer de parotidite. O inchaço e a dor durante as refeições, seguidos de uma redução dos sintomas após as refeições, podem indicar uma estenose ductal parcial. A xerostomia é uma consequência debilitante da radioterapia na cabeça e no pescoço, pelo que se deve procurar obter uma história de radiação prévia.

Exame físico:

A localização superficial das glândulas salivares permite uma inspeção e palpação minuciosas para um exame físico completo. A inspeção inicial envolve o exame cuidadoso das regiões da cabeça e do pescoço, tanto intra-oralmente como extra-oralmente, e deve ser efectuada de forma sistemática para não deixar escapar quaisquer sinais cruciais. Durante a inspeção extra-oral inicial, o doente deve estar de pé a uma distância de um metro e meio e virado diretamente para o examinador. O examinador deve inspecionar a simetria, a cor, a possível pulsação e a descarga dos seios nasais em ambos os lados do doente. O aumento das glândulas salivares maiores ou menores, mais frequentemente a parótida ou a submandibular, pode ocorrer num ou em ambos os lados. A parotidite apresenta-se tipicamente como uma tumefação pré-auricular, mas pode não ser visível se estiver profundamente na cauda da parótida ou dentro da substância da glândula. A tumefação submandibular apresenta-se imediatamente medial e inferior ao ângulo da mandíbula. As tumefacções das glândulas salivares podem geralmente ser diferenciadas das de origem linfática por serem únicas, maiores e mais suaves, mas os dois tipos são frequentemente confundidos com facilidade. Os défices neurológicos significativos também devem ser examinados. A paralisia do nervo facial em conjunto com uma massa parotídea, por exemplo, deve lembrar-nos de uma neoplasia maligna da parótida, embora também ocorra raramente com neoplasias benignas. Para além dos sinais de possível assimetria, descoloração ou pulsação, a inspeção intra-oral inclui também a avaliação dos orifícios dos ductos e de possíveis obstruções. Deve ser sempre utilizada uma iluminação adequada com uma lanterna de cabeça ao inspecionar a cavidade oral e a faringe. As aberturas dos canais de Stensen e Wharton podem ser inspeccionadas intra-oralmente em frente ao segundo molar superior e na raiz da língua, respetivamente. Secar a mucosa à volta dos canais com um soprador de ar e depois pressionar as glândulas correspondentes permitirá ao examinador avaliar o fluxo ou a ausência de fluxo de saliva. Por vezes, a sialolitíase pode ser detectada através de uma palpação intra-oral cuidadosa. A higiene dentária e a presença de doença periodontal também devem ser observadas, uma vez que uma manutenção oral deficiente é um importante fator de predisposição para várias doenças infecciosas. O tamanho, a consistência e outras qualidades das glândulas salivares e das massas associadas podem ser avaliados através da palpação extra-oral e intra-oral. Durante a palpação extra-oral da face e do pescoço, a cabeça do doente é inclinada para a frente de modo a expor ao máximo as regiões das glândulas parótidas e submandibulares. O examinador pode colocar-se à frente ou atrás do doente. É de notar que as tumefacções observáveis das glândulas salivares ou linfáticas não se elevam com a deglutição, enquanto as tumefacções associadas à glândula tiroide e à laringe se elevam.

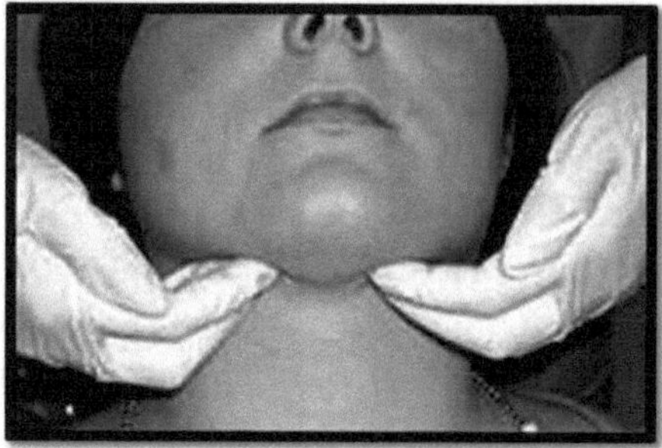

Fig: Palpação da glândula parótida

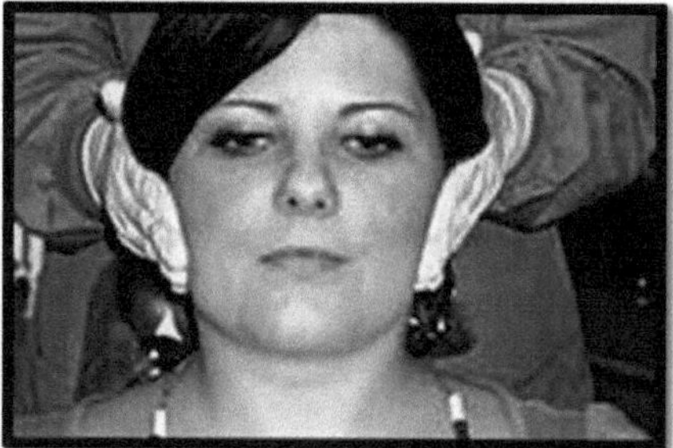

Fig: Palpação da glândula submandibular

Finalmente, deve ser efectuada uma palpação bimanual (extra-oral com uma mão e intra-oral com a outra) para examinar as glândulas parótidas e submandibulares. Um ou dois dedos enluvados devem ser inseridos na cavidade oral para palpar as glândulas e os principais canais excretores internamente, enquanto se utiliza a outra mão para apoiar externamente a cabeça e o pescoço. Ao rolar as mãos sobre as glândulas, tanto interna como externamente, podem ser identificadas lesões de massa subtis. Na glândula submandibular, os gânglios linfáticos extrínsecos à glândula podem muitas vezes ser distinguidos da patologia dentro da própria glândula utilizando esta técnica. O pescoço também deve ser cuidadosamente examinado para detetar linfadenopatias.

Deve ser efectuado um exame cuidadoso do tecido das glândulas salivares minor, especialmente na mucosa labial anterior, bucal e palatina posterior. O aumento da salivação nos orifícios dos ductos devido à pressão aplicada externamente às glândulas pode indicar inflamação. Finalmente, entidades clínicas raras, como hemangiomas e outras anomalias vasculares, podem ser identificadas pela auscultação.

Exame radiológico e endoscópico das glândulas salivares:

Embora uma história completa e um exame físico completo sejam passos cruciais no diagnóstico e eventual tratamento de qualquer doença das glândulas salivares, os doentes ocasionalmente fornecem pouco mais do que queixas vagas de dor e/ou inchaço. Para os doentes com estes sintomas pouco claros e sem sinais físicos, os estudos de diagnóstico radiográfico, como a sialografia, a radiografia simples, a tomografia computorizada e a ressonância magnética, podem desempenhar um papel importante no esclarecimento da etiologia destes sintomas inespecíficos. Para os doentes com doença conhecida, a imagiologia pode ajudar na seleção e planeamento do tratamento.

A sialografia baseia-se na injeção de um meio de contraste nos canais glandulares para que o percurso do fluxo salivar possa ser visualizado através de radiografias simples. A exposição e o posicionamento corretos são conseguidos através da realização de radiografias simples preliminares antes da injeção de um meio radiopaco. A indicação mais comum para a sialografia é a presença de um cálculo salivar, que é um depósito de sais de cálcio que pode bloquear o fluxo de saliva e causar dor, inchaço e inflamação ou levar a uma infeção. Os doentes com cálculos queixam-se normalmente de um início agudo e recorrente de dor e inchaço durante a alimentação.

Muitas vezes, o exame sialográfico é desnecessário se as radiografias preliminares detectarem previamente o cálculo. Outras indicações para a sialografia incluem o aumento gradual ou crónico da glândula (que pode ser devido a sarcoidose, infeção, sialose, síndrome de Sjögren, lesão linfoepitelial benigna ou neoplasia), uma massa clinicamente palpável numa das regiões glandulares (possível tumor, quisto ou inflamação focal), sialadenite recorrente ou secura da boca. Embora a sialografia convencional possa ser clinicamente útil no diagnóstico e na determinação do tratamento de vários distúrbios salivares, a sua eficácia permanece discutível e a sua taxa de utilização é altamente variável. Este método não deve ser realizado quando o paciente tem uma infeção aguda das glândulas salivares, tem uma sensibilidade conhecida a compostos contendo iodo ou está a antecipar testes de função tiroideia. Assim, outros métodos de diagnóstico radiográfico são atualmente preferidos e substituíram largamente o exame sialográfico. A tomografia computorizada (TC) é atualmente mais utilizada para avaliar as glândulas parótidas e submandibulares. A vantagem da imagem por TC é a visualização bidimensional das glândulas salivares, que pode elucidar as relações com as estruturas vitais adjacentes, bem como avaliar os linfáticos cervicais de drenagem. A glândula parótida tem baixa atenuação devido ao seu elevado teor de gordura e é, por isso, facilmente discernível por tomografia computorizada. A glândula submandibular tem um teor de gordura mais baixo e uma densidade mais elevada em comparação com a glândula parótida e, por conseguinte, tem uma atenuação muito mais elevada, embora seja mais fácil avaliar a diferenciação de massas extrínsecas e intrínsecas. Embora os cálculos possam ser identificados, a inflamação das glândulas salivares não constitui geralmente uma indicação para a realização de TC. Embora a TC seja frequentemente utilizada como ferramenta de rastreio primária para a deteção de anomalias das glândulas parótidas e submandibulares, em casos difíceis, pode ser utilizada uma abordagem de maior sensibilidade utilizando tanto a TC como a sialografia (TC-sialografia). No entanto, as diferenças entre massas intrínsecas e extrínsecas da glândula parótida são muitas vezes difíceis de avaliar, especialmente quando estão presentes no espaço parafaríngeo.

A ressonância magnética (RM) é mais frequentemente utilizada para avaliar as anomalias do espaço parafaríngeo. A RM proporciona uma melhor resolução de contraste, expõe o doente a menos radiação nociva e produz imagens pormenorizadas em vários planos diferentes sem necessidade de reposicionar o doente. Por conseguinte, esta técnica é preferida na avaliação de massas do espaço parafaríngeo, especialmente na discriminação entre tumores do lobo profundo da parótida e outras patologias, tais como schwannoma e/ou glomus vagale. No entanto, a RM é inferior à TC na deteção de calcificações e de erosão óssea precoce. A inflamação crónica das glândulas salivares e os cálculos não são indicações para a RM.

A sialendoscopia é uma técnica minimamente invasiva que inspecciona as glândulas salivares utilizando endoscópios de fibra ótica rígidos e de diâmetro estreito. A visualização endoscópica da patologia ductal e glandular constitui uma excelente alternativa às técnicas de diagnóstico indireto acima descritas. Como tal, a sialendoscopia abriu uma nova fronteira tanto para a avaliação como para o tratamento de doenças das glândulas salivares. As sondas lacrimais são utilizadas para dilatar suavemente o orifício ductal e, em seguida, o endoscópio é introduzido sob visualização direta. Durante a lavagem do ducto glandular de interesse, é efectuada uma inspeção direta do ducto e do hilo da glândula. Assim, num único local, é possível efetuar o diagnóstico, o tratamento e a terapia de lesões benignas. Através de uma papilotomia com laser de CO2, a sialolitectomia pode ser facilmente efectuada. A farmacoterapia e a ablação por laser também podem ser efectuadas. A sialendoscopia também demonstrou ter uma taxa de complicações significativamente baixa e é geralmente bem tolerada. Esta técnica relativamente nova tem-se revelado muito promissora no diagnóstico e tratamento da sialadenite obstrutiva crónica (COS), da sialolitíase e de outras doenças obstrutivas das glândulas salivares.

XEROSTOMIA E HIPOSSALIVAÇÃO

A saliva é essencial para manter uma boa saúde oral e geral, mas as pessoas apercebem-se normalmente da sua presença e importância quando a perdem.
A deficiência ou ausência de saliva causa uma morbilidade significativa e leva à redução da qualidade de vida de uma pessoa.

Na boca, a saliva tem muitos objectivos. Inicia e participa na digestão, melhora a função mastigatória, facilita a deglutição e a fala, melhora o paladar, lubrifica a mucosa oral e permite a livre circulação dos tecidos orais e mantém a integridade da mucosa. A saliva facilita a irrigação e a limpeza dos dentes e da mucosa oral e, com a sua capacidade tampão, protege os dentes da desmineralização e proporciona proteção antimicrobiana e imunológica contra infecções orais na boca. A saliva também é fundamental para a retenção e o conforto na utilização de próteses dentárias, uma vez que a adesão, a coesão e a tensão superficial estão inter-relacionadas e todas dependem da presença de saliva

A hipofunção das glândulas salivares ou hipossalivação é a condição de ter uma produção reduzida de saliva devido a várias causas. Normalmente, conduz à queixa subjectiva de secura oral, que é designada por xerostomia.

O termo xerostomia vem da palavra grega xeros (seco) e stoma (boca), que significa boca seca. A boca seca é um dos sintomas mais comuns e mais desagradáveis para os quais os doentes procuram frequentemente a ajuda de um dentista ou de um médico.

A boca seca é uma sensação subjectiva e não uma doença distinta. Xerostomia não é sinónimo de hipossalivação, uma vez que também pode ocorrer com alterações na qualidade da saliva, enquanto a quantidade de saliva permanece inalterada. Esta é a razão pela qual as pessoas por vezes se queixam de boca seca mas têm uma salivação correta.
Por conseguinte, não se pode assumir automaticamente que um doente que se queixa de boca seca tem uma disfunção salivar, uma vez que a secura oral pode ter muitas causas.

Qualquer indivíduo pode ter xerostomia com ou sem hipossalivação, ter hipossalivação com ou sem xerostomia ou pode ter um fluxo salivar médio e uma sensação normal.

A secura oral é um dos sintomas orais mais comuns e mais desagradáveis que afecta negativamente todas as funções orais e compromete a saúde oral de qualquer pessoa afetada. Conduz a numerosas sequelas orais, incluindo secura da mucosa, dificuldade em mastigar, engolir e falar, ardor e dor na mucosa oral, propensão para danos na mucosa oral e infecções, aumento das infecções fúngicas, desmineralização dos dentes e aumento das cáries, disgeusia, halitose e dificuldade em usar próteses. Por conseguinte, para a manutenção de uma boa saúde oral e geral, a saliva deve ser segregada em quantidade e qualidade adequadas.

CAUSAS DA XEROSTOMIA:

A xerostomia tem uma variedade de causas possíveis. Em geral, as causas podem ser agrupadas em duas categorias:

a) **As causas primárias ou diretas** incluem condições que afectam diretamente as glândulas salivares e causam uma diminuição da produção salivar. Estas condições incluem: Síndrome de Sjögren; doenças das glândulas salivares; doenças endócrinas, como a diabetes mellitus tipo 1 e tipo 2, bem como a diabetes gestacional; doenças da tiroide; doenças supra-renais; doenças renais ou hepáticas; infecções pelo vírus da hepatite C e VIH.

A síndrome de Sjögren (SS) é a doença autoimune mais comum caracterizada pela inflamação das glândulas exócrinas e pode ocorrer de forma independente (como síndrome de Sjögren primária ou síndrome de Sicca limitada aos olhos e à boca, SS-1) ou em associação com outras doenças auto-imunes, como a artrite reumatoide, a esclerose sistémica ou o lúpus sistémico eritematoso (síndrome de Sjögren secundária que afecta o tecido conjuntivo, SS-2). A prevalência da síndrome de Sjögren é de 1% a 4% em adultos mais velhos e é mais comum em mulheres na pós-menopausa.

O estudo de Pijpe et al. demonstrou que a duração da síndrome de Sjögren está em correlação positiva com a gravidade da xerostomia; os doentes com síndrome de Sjögren com uma duração mais longa da doença caracterizam-se por uma redução grave das secreções, primeiro da parótida e depois da glândula submandibular e sublingual. Os autores concluem que estas observações são relevantes para identificar os doentes que mais provavelmente beneficiariam de um tratamento de intervenção.

Quando se suspeita de uma doença autoimune, deve ser efectuada uma técnica minimamente invasiva de biopsia das glândulas salivares menores do lábio inferior, com determinação dos anticorpos séricos. Na síndrome de Sjögren, a infiltração linfocítica progressiva destrói gradualmente os ácinos secretores das glândulas salivares maiores e menores, o que resulta em hipossalivação e, finalmente, em xerostomia. Outra explicação para a perda da função glandular pode estar relacionada com uma inibição dos estímulos nervosos das glândulas.

A hipofunção das glândulas exócrinas provoca a secura das superfícies mucosas, mais visível na boca e nos olhos.

b) **As causas secundárias ou indirectas** de xerostomia são condições das quais a hipossalivação ou a secura oral são efeitos secundários.

A xerostomia e a hipofunção das glândulas salivares são complicações importantes da radioterapia (RT) ou da quimioterapia. A radioterapia da cabeça e do pescoço é utilizada como modalidade de tratamento primário, concomitante ou adjuvante para tumores primários e recorrentes da região da cabeça e do pescoço. A irradiação e os fármacos citostáticos provocam sialoadenite que, por sua vez, pode levar a danos irreversíveis nas células acinares das glândulas salivares maiores e menores e resultar em hipossalivação e xerostomia permanente. A morbilidade a longo prazo nos doentes que recebem radiação e quimioterapia combinadas é significativa devido à hipofunção das glândulas salivares, à xerostomia induzida pela radiação, à mucosite e à disfagia grave.

Embora a radioterapia tenha sido anteriormente considerada a causa mais comum de hipofunção das glândulas salivares e xerostomia, nos últimos anos os medicamentos emergiram como a causa mais comum, particularmente em pessoas idosas. Foi demonstrado que, entre os medicamentos mais frequentemente prescritos, 80% deles causam xerostomia, sendo que mais de 500 medicamentos provocam um efeito adverso de boca seca. Os medicamentos xerostómicos podem ser encontrados em 42 categorias e 56 subcategorias de medicamentos.

Medicamentos associados à boca seca

1. **Medicamentos que danificam diretamente as glândulas salivares:**
Medicamentos citotóxicos
2. **Medicamentos com atividade anticolinérgica:**
a. Agentes anticolinérgicos: atropina, atropínicos e hioscina
b. Agentes anti-refluxo: inibidores da bomba de protões (por exemplo, omeprazol)

3. **Agentes psicoactivos de ação central**:

a. Antidepressivos, incluindo compostos tricíclicos

b. Fenotiazinas

c. Benzodiazepinas

d. Anti-histamínicos

e. Bupropiona

4. **Opiáceos**

5. **Fármacos que actuam no sistema simpático:**

a. Medicamentos com atividade simpaticomimética (por exemplo, efedrina)

b. Anti-hipertensores:

antagonistas alfa-1 (por exemplo, terazosina e prazosina); agonistas alfa-2 (por exemplo, clonidina); podem reduzir o fluxo salivar

bloqueadores beta (por exemplo, atenolol, propanolol), que também alteram os níveis de proteínas salivares

6. **Medicamentos que esgotam os fluidos**: Diuréticos

Os medicamentos mais comuns que causam hipossalivação são os que têm atividade anticolinérgica, os simpatomiméticos e as benzodiazepinas. Estes são também os medicamentos mais frequentemente prescritos na população geriátrica. O risco de xerostomia aumentará com os efeitos sinérgicos dos medicamentos xerogénicos, com os múltiplos medicamentos (polifarmácia), com a dose mais elevada de medicamentos e com a altura em que se inicia a medicação. Esta é a principal razão pela qual a prevalência da xerostomia induzida por medicamentos é mais elevada nos idosos. A hipofunção das glândulas salivares e a xerostomia crónica também podem ser efeitos secundários de uma série de doenças auto-imunes (para além da síndrome de Sjögren), como as doenças reumatóides, a esclerodermia, a doença mista do tecido conjuntivo e o lúpus eritematoso sistémico, as fases avançadas da infeção pelo VIH, as doenças endócrinas, como a diabetes não controlada e as doenças da tiroide e das glândulas supra-renais, a doença do enxerto contra o hospedeiro (DEVH) após transplante alogénico ou autólogo de hematopoiese, alogénica ou autóloga de células estaminais hematopoiéticas, desnutrição e deficiência proteica na anorexia e bulimia, dor crónica ou neurogénica, tabagismo e canábis, consumo de drogas de abuso, ingestão de álcool ou de líquidos com cafeína, dormir com a boca aberta ou respirar pela boca em qualquer altura, como durante a congestão nasal e a utilização de inaladores, procedimentos e regimes iatrogénicos (anestesia, entubação/respiração assistida por ventilador, alimentação intravenosa, etc.).

A desidratação do organismo pode afetar secundariamente a salivação, e as alterações na quantidade de água no corpo podem afetar a humidade da mucosa oral, o que pode criar uma sensação de boca seca. A sensação de boca seca pode também ocorrer devido à alteração das capacidades cognitivas do sistema nervoso central após um acidente vascular cerebral (AVC) e a perturbações sensoriais na boca. Alterações na inervação autonómica das glândulas salivares com estimulação predominantemente simpática, durante episódios de ansiedade aguda ou stress, provocam alterações da composição salivar que criam a sensação de secura oral. Existem também condições psicológicas que levam à sensação de secura oral, como a depressão e a insónia.

XEROSTOMIA INDUZIDA POR RADIAÇÃO:

A xerostomia é uma das complicações mais comuns durante a radioterapia (RT) de alta dose para o cancro da cabeça e do pescoço (CCP) e tem um impacto significativo na qualidade de vida, exigindo um planeamento cuidadoso dos cuidados dentários e orais a longo prazo. A RT padrão para o cancro avançado da cabeça e do pescoço envolve doses fraccionadas de 10 grays (Gy) por semana (2 Gy por dia em 5 dias consecutivos) ao longo de 5 a 7 semanas até uma dose total de 50 a 70 Gy. As glândulas parótidas expostas a doses superiores a 60 Gy sofrem danos permanentes, sem recuperação da hipofunção salivar ao longo do tempo.

A radioterapia (RT) da região da cabeça e do pescoço causa complicações agudas e a longo prazo no tecido e na função das glândulas salivares, bem como alterações salivares induzidas pela radiação.

Os efeitos agudos da radiação na função salivar ocorrem durante a primeira semana de RT e a deterioração continua até as taxas de fluxo serem dificilmente mensuráveis às 6 a 8 semanas. Os efeitos secundários agudos acompanhantes orais frequentemente observados incluem mucosite, disfagia, eritema e descamação da mucosa oral. As complicações tardias resultam de lesões crónicas nos tecidos expostos: mucosa, vasculatura, glândulas salivares, tecido conjuntivo e osso. O tipo e a gravidade destas alterações estão diretamente relacionados com a dose total administrada, o tamanho da fração e a duração do tratamento, bem como com o volume de tecido irradiado. As alterações qualitativas da saliva incluem o aumento da viscosidade, o aumento do componente orgânico, a alteração do pH, a diminuição da transparência e a descoloração castanha amarelada.

A xerostomia induzida pela radiação começa na primeira semana de RT, durante a qual o fluxo salivar diminui 50%-60% e, após 7 semanas de RT, diminui para cerca de 20%. A função salivar continua a diminuir durante vários meses após a RT.

A avaliação da gravidade da xerostomia em doentes com cancro da cabeça e pescoço após radioterapia e o seu efeito na qualidade de vida (QdV) durante um período de 6 meses, num estudo de Kakoei et al. mostrou que a QdV piorou significativamente com o aumento do tempo, juntamente com a gravidade da xerostomia, que aumentou significativamente. Com cada mililitro de diminuição da secreção de saliva, a pontuação da QdV diminuía 2,25%. Com o aumento de uma pontuação na xerostomia, a pontuação média da QdV diminuiu 1,65%. Apesar de ser possível alguma recuperação após 12 a 18 meses após a RT, com um aumento do fluxo salivar até 32% de 1 a 5 anos após o tratamento, dependendo da dose recebida e do volume do tecido glandular irradiado, a xerostomia evolui para um problema de saúde irreversível e vitalício que reduz significativamente a qualidade de vida dos doentes. Foi também demonstrado que, quando são administrados múltiplos tratamentos diários em pequenas doses fraccionadas (<1,8-2 Gy), tal não aumenta a incidência de xerostomia. É óbvio que a qualidade de vida dos doentes submetidos a radioterapia na região da cabeça e do pescoço é fortemente influenciada pela xerostomia e por todas as suas consequências. Os doentes sofrem geralmente de mucosa oral seca, vulnerável e dolorosa, têm dificuldades em todas as funções orais (mastigação, deglutição e, sobretudo, fala), a perceção do paladar é alterada ou mesmo parcialmente perdida. O risco de cárie dentária aumenta devido a vários factores: alteração da flora cariogénica, redução do pH salivar e perda de componentes mineralizantes. A redução do fluxo salivar pode contribuir para o risco de infeção fúngica e osteonecrose da mandíbula. Todos estes efeitos secundários da xerostomia induzida pela radiação contribuem para a chamada síndrome de xerostomia.

COMPLICAÇÕES DA XEROSTOMIA:

A boca seca tem múltiplas consequências para a saúde oral e afecta a qualidade de vida. Os doentes com xerostomia podem ser assintomáticos sem queixas ou, mais frequentemente, queixar-se de boca seca e desenvolver várias complicações. Os doentes têm normalmente dificuldades em falar, mastigar, engolir (disfagia) e usar dentaduras.

A mucosa oral é seca e sensível, propensa a lesões, infecções fúngicas e inflamação, dolorosa com sensações de ardor, o paladar está alterado e existe halitose. Nos doentes com síndrome de Sjogren, em que as glândulas exócrinas e o tecido conjuntivo são afectados, os doentes queixam-se de secura dos olhos. As glândulas parótidas tornam-se visivelmente aumentadas. Estas alterações iniciais podem preceder a evidência clínica de alterações da mucosa ou de uma redução mensurável da função das glândulas salivares.

No **doente com prótese dentária e saliva insuficiente**, a falta de lubrificação pode resultar em ulcerações traumáticas da mucosa e numa maior suscetibilidade a infecções fúngicas orais, a candidose. Várias modalidades de tratamento têm sido sugeridas na literatura para ultrapassar o problema da xerostomia em pacientes com próteses completas. A incorporação de reservatórios contendo substitutos salivares nas próteses é uma dessas modalidades de tratamento. Dabas et al. descreveram uma nova técnica de prótese dividida que resultou numa prótese com reservatório que proporciona uma boa lubrificação dos tecidos orais, pode ser facilmente limpa pelo utilizador e pode ser produzida a partir de materiais de prótese de rotina. Ao abordar estas questões, Murthy et al. descrevem um novo método que utiliza a construção de próteses completas flexíveis em radiação
paciente xerostómico induzido com danos mínimos nos tecidos durante e após os procedimentos de construção de próteses.

A falta de saliva aumenta o risco de desenvolvimento de cáries (particularmente nas áreas cervicais e radiculares dos dentes), erosões do esmalte e doenças periodontais. O estudo de Yeh et al. forneceu a evidência de que a hiperglicemia em combinação com a redução da saliva num modelo de DM tipo 1 leva à diminuição da mineralização do esmalte/proteínas da matriz e predispõe ao desgaste excessivo e à cárie. É importante salientar que a hiperglicemia afecta negativamente as proteínas da matriz do esmalte e a reparação da polpa. A deteção e o tratamento precoces da hiperglicemia e da hipossalivação podem constituir uma estratégia útil para prevenir as complicações dentárias da diabetes e promover a saúde oral nesta população.

A infeção fúngica oral (candidose) e o aumento das glândulas salivares devido a sialadenite são frequentemente observados em doentes com hipofunção moderada a grave das glândulas salivares. O risco de infeção aumenta em pessoas que usam dentaduras, fumadores e diabéticos; em doentes com síndrome de Sjögren e doenças do tecido conjuntivo tratados com corticosteróides ou outros imunossupressores. Estes medicamentos também contribuem para a candidíase porque reduzem a resistência natural da mucosa. A falta de saliva cria dificuldades na utilização de próteses dentárias, ao mesmo tempo que promove o desenvolvimento de estomatite dentária.

Consequências e complicações da xerostomia

1. Boca seca
2. Sede
3. Dificuldades na função oral
4. Disfagia
5. Perturbações do paladar
6. Alteração da fala
7. Dificuldades em usar próteses dentárias
8. Alterações das mucosas
9. Lesões da mucosa oral
10. Ardor orofaríngeo
11. Acumulação de muco
12. Retenção de alimentos na boca
13. Acumulação de placa
14. Hipossalivação - cáries associadas
15. Alterações na flora microbiana oral
16. Infecções da orofaringe
17. Infecções fúngicas
18. Desconforto oral noturno

TRATAMENTO DA XEROSTOMIA:

O tratamento da xerostomia depende da causa e do grau de lesão das glândulas salivares, pelo que inclui uma abordagem etiológica, estimulante, sintomática ou paliativa. As terapias actuais incluem substitutos da saliva e estimulantes da saliva (sialogogos). Nos casos em que ainda existe alguma função salivar residual, foi demonstrado que os estimulantes da saliva (estimulação local ou sistémica da glândula secretora) produzem maior alívio do que os substitutos da saliva. Quando as glândulas salivares estão irreversivelmente danificadas e sem capacidade de produzir saliva, como acontece nos casos de radioterapia da cabeça e do pescoço ou de doença sistémica avançada (por exemplo, diabetes mellitus, síndrome de Sjögren), o tratamento paliativo continua a ser a opção.

Quando a função salivar está preservada, a estimulação das glândulas salivares com o objetivo de aumentar a produção salivar inclui:

1. Estimulação local:

A combinação da mastigação com o sabor ácido, proporcionado pelas gomas de mascar ou pelos alimentos sólidos ou frutos, preferencialmente ácidos (maçã, ananás, cenoura, etc.), pode ser muito eficaz para estimular o fluxo de saliva nos doentes com função salivar remanescente. Os doentes com boca seca devem ser aconselhados a não utilizar doces, adoçantes nos alimentos e bebidas e vários outros produtos açucarados devido ao risco acrescido de cáries dentárias. Os refrigerantes ácidos são uma fonte crescente de erosão dentária, tal como o consumo excessivo de vinho branco.

A utilização de luz infravermelha laser de 904 nm (terapia laser de baixa intensidade, LLLT) nas glândulas salivares no tratamento da xerostomia provou ser não só estimulante mas também regenerativa por natureza.

A utilização da acupunctura no tratamento da xerostomia centrou-se anteriormente numa abordagem principalmente curativa, quando os tecidos das glândulas salivares já estão danificados e a xerostomia está presente. Um estudo recente de Braga et al. demonstrou que a acupunctura pode ser utilizada eficazmente como abordagem preventiva no tratamento de doentes com cancro da cabeça e do pescoço submetidos a RT. Embora a abordagem preventiva da acupunctura não tenha evitado completamente as sequelas orais da RT, minimizou significativamente a gravidade da xerostomia induzida pela radiação.

A estimulação eléctrica também tem sido utilizada como terapia para a hipofunção salivar, mas tem sido inadequadamente investigada clinicamente. Foi descrito um dispositivo que fornece uma carga eléctrica de muito baixa voltagem à língua e ao palato, embora o seu efeito tenha sido modesto em doentes com boca seca.

2. Estimulação sistémica:

Qualquer agente que tenha a capacidade de influenciar as glândulas salivares para aumentar a produção de saliva é designado por **secretagogo**. De entre os 24 agentes examinados, apenas quatro sialagogos foram extensivamente examinados em ensaios clínicos controlados; são eles a bromexina, a anetholetrithione, o cloridrato de pilocarpina (HCl) e o HCl de cevimelina, mas com resultados mistos.

O mecanismo de ação para a estimulação salivar de um agente mucolítico, a bromexina e a anetholetrithione, não é totalmente compreendido. Não foi demonstrado qualquer benefício comprovado para a função salivar com a bromexina, mas esta pode estimular a função lacrimal em doentes com síndrome de Sjögren, embora este facto seja controverso. Foi sugerido que a anetolotritiona pode regular positivamente os receptores muscarínicos e aumentar o fluxo de saliva em doentes com hipofunção ligeira das glândulas salivares, mas foi ineficaz em doentes com hipofunção acentuada das glândulas salivares.

A pilocarpina HCL é o sialogogo mais bem estudado. Como agente parassimpaticomimético, provoca a estimulação dos receptores colinérgicos na superfície das células acinares. A pilocarpina aumenta a produção salivar, estimulando qualquer função glandular remanescente. As indicações actuais são para os doentes após radioterapia e para os doentes com síndrome de Sjögren. Em doses de até 15 mg/dia, aumenta a secreção de saliva e, para obter resultados óptimos, os doentes devem ser tratados durante 8-12 semanas. Após a administração de pilocarpina, o débito salivar aumenta rapidamente, atingindo normalmente o máximo no espaço de 1 hora. As doses mais bem toleradas são as de 5,0 a 7,5 mg, administradas três ou quatro vezes por dia. A duração da ação é de aproximadamente 2 a 3 horas. A pilocarpina pode ser utilizada como terapêutica de manutenção durante períodos mais longos e como terapêutica de resgate da função das glândulas salivares durante a RT. A estimulação das glândulas salivares durante a radioterapia foi sugerida como um possível meio de reduzir os danos nas glândulas.

Foi demonstrado o efeito sinérgico da anetholetrithione em combinação com a pilocarpina. O mecanismo de ação da anetoletritiona pode ser o aumento do número de receptores de superfície celular nas células acinares salivares e a pilocarpina estimula os receptores, pelo que, em combinação, estes fármacos têm um efeito sinérgico. A pilocarpina está contra-indicada em doentes com doença pulmonar, asma, doença cardiovascular, doenças gastrointestinais e glaucoma.

A cevimelina é outro agonista parassimpaticomimético que foi recentemente aprovado para o tratamento da secura oral em doentes com síndrome de Sjögren. Devido aos efeitos secundários semelhantes aos da pilocarpina, deve ser prescrita com precaução.

3. Abordagem sintomática

O tratamento paliativo continua a ser a única opção nos casos em que não existe tecido salivar funcional, como acontece nas perturbações de danos irreversíveis das células secretoras salivares (como na xerostomia induzida por radiação). A maioria dos remédios disponíveis atualmente para os doentes com boca seca são apenas sintomáticos e têm como objetivo evitar ou aliviar o desconforto e a dor, bem como prevenir as complicações da xerostomia.

Foram desenvolvidos vários substitutos da saliva para os cuidados paliativos de doentes com hipofunção salivar, para suplementar a saliva e aliviar os sintomas orais de secura. Estes agentes, sob a forma de líquido, spray ou gel, têm propriedades humidificantes e lubrificantes e o seu objetivo é proporcionar uma humidade prolongada da mucosa oral. A saliva artificial comercial deve assemelhar-se à saliva normal nas suas propriedades biofísicas. Preetha e Banerjee compararam a saliva artificial à base de carboximetilcelulose e de goma xantana e concluíram que os substitutos examinados não cumprem os critérios biofísicos exigidos, sendo necessárias modificações para os melhorar.

As vantagens dos substitutos da saliva ou da saliva artificial são o revestimento e a hidratação da mucosa oral e dos dentes, e as desvantagens são a sua atividade a curto prazo sem efeito preventivo nos tecidos orais. Os enxaguamentos orais com álcool disponíveis no mercado devem ser evitados devido ao seu efeito de secagem.
Tal como demonstrado no estudo de Gil-Montoya et al. os colutórios e o gel oral avaliados como substitutos da saliva podem melhorar alguns aspectos subjectivos e clínicos em indivíduos idosos com boca seca, embora não se possa excluir totalmente um efeito placebo.

Os doentes com xerostomia irreversível devem ser instruídos no sentido de manterem uma hidratação adequada da cavidade oral, ingerindo muitos líquidos ao longo do dia e mantendo a boca húmida, e utilizando preparações de saliva artificial. A ingestão frequente de água ao longo do dia e durante as refeições facilita a mastigação e a deglutição e pode também melhorar o sabor dos alimentos. A utilização de **humidificadores** de cabeceira pode diminuir o desconforto da secura, especialmente à noite, durante o sono, quando qualquer secreção salivar residual está fisiologicamente diminuída. Os doentes devem evitar quaisquer bebidas com cafeína (chá, café), refrigerantes e álcool, bem como fumar e utilizar elixires com álcool para evitar uma maior dessecação. **Os adesivos de prótese** especiais para indivíduos com xerostomia também podem ajudar na retenção de próteses removíveis.

As doenças periodontais podem ser prevenidas através da utilização de um **elixir bucal antibacteriano sem álcool,** como a **clorexidina.**

Os procedimentos profissionais de higiene oral e as instruções sobre cuidados domiciliários, bem como uma higiene oral diligente e meticulosa, são cruciais para reduzir a carga bacteriana na cavidade oral e, consequentemente, o risco de halitose e infeção oral. Os cuidados orais são também importantes para a saúde geral do doente.

PREVENÇÃO DA XEROSTOMIA:

Existem várias opções para prevenir o desenvolvimento da xerostomia ou diminuir a sua gravidade:

a) **Atuar sobre a causa da** xerostomia - possível ajustamento dos medicamentos e, eventualmente, melhoria ou eliminação da causa subjacente

No caso de xerostomia induzida por medicamentos - é importante discutir a possibilidade de prescrição de medicamentos alternativos com efeitos secundários menos dessecantes, diminuindo a dose do medicamento prescrito ou o número de medicamentos xerogénicos (particularmente no caso da pofarmácia).

Tratamento da xerostomia por profissionais de medicina dentária e recomendações ao paciente

Todos os doentes com xerostomia	Acções do prestador de cuidados dentários	Recomendações para os doentes
	Realizar uma história clínica cuidadosa Registar cuidadosamente TODOS os medicamentos (tipo, dosagem, frequência, data de início)* Informar sobre o cumprimento do regime de medicamentos prescrito	Higiene oral correta Não escovar os dentes imediatamente após acordar, quando a fina camada superficial do esmalte está ligeiramente amolecida devido à atividade ácida e à falta de ingestão de líquidos durante o sono
	Realizar exames orais completos e ter em conta todas as possíveis causas subjacentes deduzidas de qualquer fonte, Conversa informal com o doente: Historial médico Utilização de medicamentos Sinais, sintomas e lesões orais, Dentaduras	Beber água frequentemente Enxaguar a boca com água pura durante as refeições e as bebidas Enxaguante bucal anti-cáries sem álcool Produtos anti-cárie que contêm xilitol Bochechos antiperiodontais e bacterianos sem álcool Evitar bebidas alcoólicas e com cafeína Deixar de fumar tabaco, Utilizar um humidificador à noite Utilizar estimulantes do fluxo salivar: pastilhas elásticas sem açúcar, rebuçados ou pastilhas Utilizar substitutos paliativos da saliva, tais como: líquidos, géis, sprays

A diminuição da dosagem de psicofármacos pode ser conseguida através de psicoterapia ou de um regime de exercício ligeiro para o doente. No caso de um doente com diabetes de tipo 2 não controlada, o controlo regular da glicemia (através de modificações da dieta, exercício físico e, eventualmente, medicação antidiabética oral ou insulina) pode eliminar a hipossalivação. Sendo a xerostomia causada por uma diabetes não controlada, pode ser curada controlando a diabetes.

b) Manutenção da função salivar-

Alguns doentes com hipossalivação podem beneficiar da administração de medicamentos que estimulam a produção salivar (sialogogos como a pilocarpina ou a cevimelina, se não houver contra-indicações para estes medicamentos)

Num estudo longitudinal de 30 semanas em mulheres com Síndrome de Sjögren, verificou-se que doses diárias de 400 mg de hidroxicloroquina aumentavam a taxa de fluxo salivar não estimulada, mas não estimulada. A hidroxicloroquina é classificada como um medicamento anti-malárico e é também utilizada para diminuir a inflamação no lúpus eritematoso sistémico, bem como na artrite reumatoide e na Síndrome de Sjögren (todas doenças reumáticas).

PREVENÇÃO DA XEROSTOMIA INDUZIDA PELA RADIAÇÃO:

Foram desenvolvidas várias estratégias para evitar a disfunção salivar induzida pela radiação sem comprometer o tratamento oncológico. Estas incluem a RT poupadora da glândula parótida, citoprotectores e transferência cirúrgica da glândula salivar.
No entanto, cada uma destas abordagens tem algumas limitações.

a) Radioterapia poupadora da glândula parótida:

Esta abordagem terapêutica centra os feixes de radiação no tecido tumoral alvo, com o objetivo de evitar a radiação desnecessária da glândula salivar circundante. Isto foi possível graças à implementação de técnicas de radioterapia conformacional tridimensional (3D) (3D-CRT) e de radioterapia de intensidade modulada (IMRT) na prática clínica. A IMRT baseia-se num planeamento de tratamento optimizado por computador e num sistema de administração de tratamento controlado por computador. A tecnologia controlada por computador gera distribuições de dose que se ajustam nitidamente ao alvo do tumor, minimizando a dose administrada aos tecidos glandulares normais circundantes ou contralaterais. Vários estudos demonstraram que o efeito poupador da glândula parótida desta modalidade de tratamento resultou numa melhoria significativa objetiva e subjectiva da xerostomia. No entanto, em doentes com tumores que têm origem na linha média ou que atravessam a linha média, ou em doentes com metástases nos gânglios linfáticos contralaterais, não é possível utilizar esta técnica.

b) Citoprotectores:

Foram desenvolvidos vários agentes para proteger os tecidos normais contra os efeitos citotóxicos da RT e/ou da quimioterapia, entre os quais o mais investigado é o radioprotector amifostina. Na sua forma ativa, entra nas células e nos núcleos, onde actua como eliminador de radicais livres, impedindo assim a danificação do ADN pela radiação. Os resultados de estudos recentes demonstram o efeito citoprotector da amifostina:

- na glândula salivar durante a RT (a amifostina é eficaz na prevenção da xerostomia aguda e tardia em doentes com cancro da cabeça e do pescoço);

- na saúde oral (índice DMFT (Decayed-Missing-Filled Teeth) inalterado 1 ano após o tratamento; tendência para a diminuição da incidência de candidíase oral durante a citoprotecção com amifostina; juntamente com a redução da xerostomia, a amifostina pode concomitantemente ajudar a retardar o aparecimento de mucosite grave).

No entanto, uma elevada taxa de eventos adversos graves, incluindo hipotensão e perturbações gastrointestinais, resulta na descontinuação da amifostina e limita a sua utilização. c) Transferência de glândulas salivares - esta técnica propõe a transferência cirúrgica de uma glândula submandibular para o espaço submental fora do trajeto da radiação. Este procedimento tem limitações: se o doente recusar o tratamento cirúrgico; se o doente não estiver planeado para receber RT pós-operatória; e se o espaço submental estiver envolvido por tumor.

PREVENÇÃO DAS COMPLICAÇÕES DA XEROSTOMIA:

A prevenção de complicações é efectuada em todos os doentes com boca seca e tem como objetivo evitar o desenvolvimento de cáries, infecções fúngicas orais e estomatite.

1. Cáries:

As preparações de flúor para controlo da cárie dentária devem ser prescritas a todos os indivíduos que tenham dentes naturais. Os doentes com xerostomia significativa devem ser monitorizados de perto quanto ao desenvolvimento de cáries dentárias, que podem ser prevenidas pela utilização diária de um dentífrico ou gel de fluoreto de sódio (NaF) a 1,1%. A aplicação de fluoreto deve ser ajustada de acordo com a gravidade da disfunção da glândula, o grau de desenvolvimento de cáries e a doença subjacente ou a causa que levou à secura da boca. Estudos demonstraram que as preparações de flúor, por si só, não são suficientes para prevenir a cárie e a remineralização de dentes danificados, particularmente em doentes com boca seca que foram submetidos a radioterapia. Um estudo avaliou a utilização de um **enxaguamento remineralizante supersaturado de fosfato de cálcio** em conjunto com NaF a 1,1% para uso diário em doentes com elevado risco de cáries devido à xerostomia.

A saliva artificial, enxaguamento remineralizante supersaturado à base de iões de cálcio e fosfato, foi desenvolvida para o tratamento de pacientes em quimioterapia radioactiva e para prevenir o desenvolvimento de mucosite.

2. Infecções fúngicas (candidose):

O tratamento da candidose oral com medicamentos antifúngicos tópicos do grupo dos poliénicos, como a nistatina e a anfotericina B, provou ser bem sucedido no início da terapêutica. Durante o tratamento, foram observados efeitos adversos dos fármacos em alguns doentes e, em doentes tratados com fármacos anticoagulantes e antidiabéticos, a utilização do fármaco antifúngico miconazol está contra-indicada. Nos doentes xerostómicos, após a cessação da terapia antifúngica, são frequentes as recaídas da infeção oral. Foi descrita uma combinação de medicamentos antifúngicos e aplicação na superfície das dentaduras em doentes com dentaduras e estomatite por dentadura. Outros estudos demonstraram que o pré-tratamento de isolados de C. albicans com antifúngicos poliénicos reduz a sua capacidade de aderência às superfícies acrílicas das próteses e também impede a adesão da Candida às células epiteliais bucais

3. Desgaste de próteses:

Nos doentes que usam dentaduras, humedecer as dentaduras antes de as colocar na boca e pulverizar a prótese com saliva artificial antes de aplicar os adesivos de dentadura ajudará a reduzir o desconforto. A utilização de substitutos salivares (por exemplo, chá de marshmallow) e saliva artificial ajudará na adesão, estabilidade e retenção da prótese. A humidificação das próteses antes das refeições e a ingestão de mais líquidos durante as refeições ajudam na mastigação e na deglutição. O fabrico de próteses adaptadas (técnica de prótese dividida e construção de próteses completas flexíveis) ajudará a aliviar o desconforto. A saúde e a função oral dependem da função salivar. Embora a xerostomia seja comum em doentes idosos, frequentemente não é avaliada e tratada atempadamente. Devido às graves complicações da boca seca que afectam a saúde oral e geral, a qualidade de vida destes doentes diminui. Por conseguinte, a avaliação da hipofunção das glândulas salivares, o reconhecimento precoce, a prevenção e o tratamento da xerostomia e das suas complicações terão de ser incorporados na prática clínica dentária quotidiana.

CONCLUSÃO

A saliva é um fluido complexo. A integridade dos tecidos orais depende inteiramente da saliva; esta protege os tecidos orais através das suas múltiplas funções. É um fluido oral muito valioso que muitas vezes é tomado como garantido. É fundamental para a preservação e manutenção da saúde oral, mas recebe pouca atenção até que a sua quantidade ou qualidade diminua. Consequentemente, é necessário que os clínicos tenham uma boa base de conhecimentos relativamente à norma do fluxo e função salivares. Uma vez que vários factores podem influenciar a secreção e a composição salivar, deve ser estabelecido um padrão preciso para a recolha de saliva. Uma tal norma tornaria os resultados dos testes obtidos através da sialometria e/ou sialoquímica mais úteis na caraterização do verdadeiro estado funcional das glândulas salivares que, por sua vez, serviriam como indicadores para um diagnóstico quando se suspeitasse de alterações orais e/ou sistémicas. Uma vez que muitas condições orais e sistémicas se manifestam como alterações no fluxo e na composição da saliva, aconselha-se o médico dentista a manter-se atualizado com a literatura atual sobre o assunto. Há muito tempo que a saliva é considerada um fluido de diagnóstico importante.

O maior marco no diagnóstico salivar é a identificação dos biomarcadores de doenças e a sua transferência do laboratório para a prática clínica. Mas o crescimento do diagnóstico salivar tem sido dificultado pela falta de métodos de deteção sensíveis, pela falta de correlação entre as biomoléculas do sangue e da saliva e pelas variações circadianas da saliva. No entanto, ao contrário do sangue e de outros fluidos corporais, o diagnóstico salivar oferece uma abordagem fácil, barata, indolor e sem stress para a deteção de doenças.

REFERÊNCIAS

• Saliva humana, química clínica e microbiologia - Vol 1 & Vol 2, Jorma O. Tenovuo.

• Saliva e doenças orais - editado por Pia Lopez-Jornet.

• Saliva in health and disease - editado por Asta Tvarijon, Aviciute, Silvia Martinez Subiela, Pia Lopez-Journet, Elsa Lamy.

• Biociência salivar, Douglas A. Granjer, Marcous K. Tailour.

• Anatomia e função das glândulas salivares - Louis Braxton.

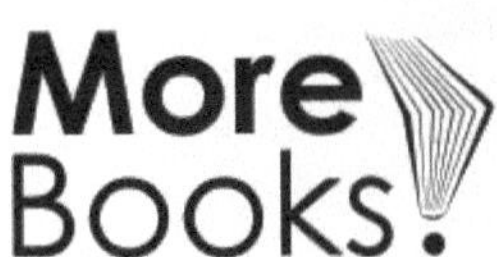

More
Books!

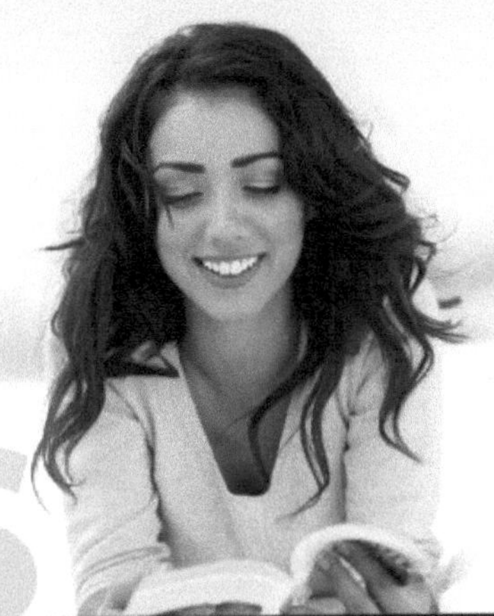

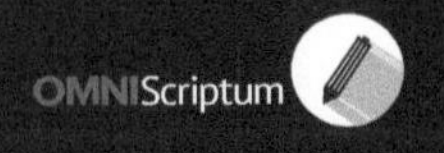

info@omniscriptum.com
www.omniscriptum.com
OMNIScriptum

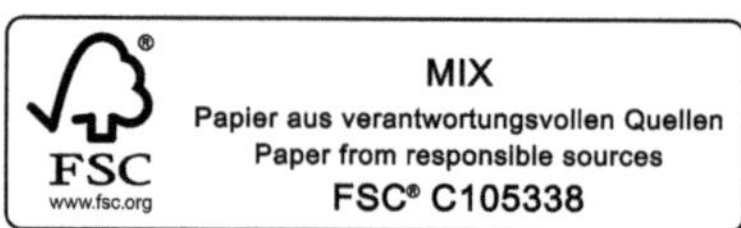

Printed by Books on Demand GmbH, Norderstedt / Germany